Wolfgang Hahl

Heilender Schmuck

Wolfgang Hahl

Heilender Schmuck

Die kraftvollsten Edelsteine und die wichtigsten Energiegesetze beim Tragen von Schmuck

Aquamarin Verlag

Alle abgebildeten Schmuckstücke stammen aus der Heilstein-Kollektion von Wolfgang Hahl.
Sämtliche Fotos von Holger Brunkus.

4. Auflage

Voglherd 1 • D-85567 Grafing

Umschlagkonzeption: Guter Punkt, München
Umschlaggestaltung: Annette Wagner
Druck: C.H. Beck • Nördlingen
ISBN 978-3-89427-500-6

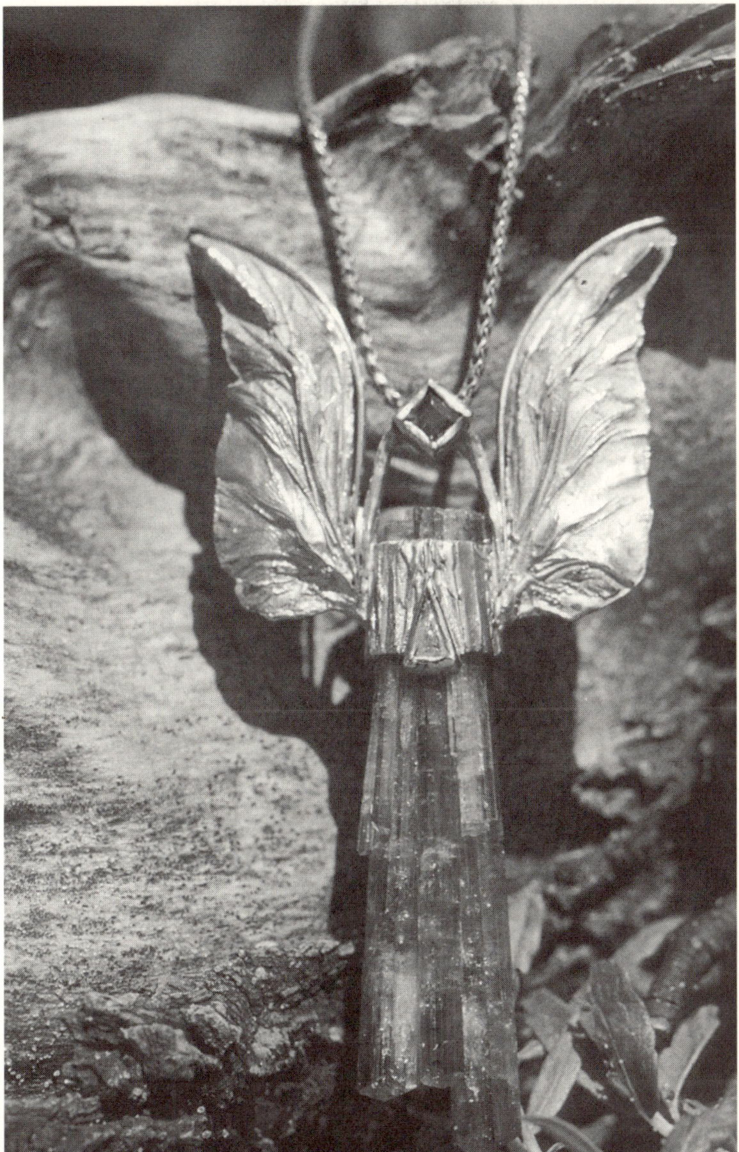

Inhalt

Rechtliche Vorbemerkung

Dieses Buch bietet keine medizinische Anleitung zum Einsatz von Edelsteinen als Heilmittel. Die Anwendungsvorschläge von Steinen in diesem Buch sind kein Ersatz für medizinische Therapien, sondern sollen lediglich das Bewusstsein des Einzelnen fördern, mehr Selbstverantwortung für die eigene Lebenssituation und seelische sowie körperliche Ausgeglichenheit zu übernehmen. Es soll Anregungen vermitteln, sensibler mit der eigenen Lebensenergie umzugehen und wacher beim Tragen von Schmuck zu sein, wodurch sich präventiv zukünftige Krankheiten vermeiden lassen. Im Krankheitsfalle empfehlen wir deshalb dringend, einen praktizierenden Arzt für Naturheilverfahren oder einen Heilpraktiker aufzusuchen! Die im Buch angeführten Beispiele gesundheitlicher Verbesserung durch Edelsteine sind Erfahrungsbeispiele Einzelner und müssen nicht auch bei Ihnen wirksam werden. Wir empfehlen zur eingehenderen Bestimmung eines für Sie passenden Edelsteins einen Heilpraktiker oder Spezialisten aufzusuchen, der kinesiologische oder radiästhetische Messungen vornimmt und dies für Sie austesten kann.

Vorwort

Als Seminarleiter und Ausbilder für geistige und energetische Heilungsmethoden habe ich seit etwa zehn Jahren Tausende von Menschen in das Thema „Heilsteine“ und „Heilen mit Kristallen und Edelsteinen“ eingeführt. Dieses Thema erfährt seit Mitte der 80er Jahre ein stark steigendes Interesse in der breiten Öffentlichkeit. Dies liegt nicht nur daran, dass Kristalle und Edelsteine von Natur aus eine fast magische Anziehung auf die meisten Menschen ausüben, sondern auch an dem Effekt, bei richtiger Anwendung sehr rasch und intensiv als wohltuend, stärkend, gesundheitsfördernd und psychisch stabilisierend empfunden zu werden. Doch konnte ich auch beobachten, dass dies viele Menschen dazu veranlasste, sich nach einer solchen positiven Erfahrung euphorisch und bedenkenlos mit allerlei Schmuck und Edelsteinen zu behängen, was häufig gerade das Gegenteil des gewünschten Ergebnisses zur Folge hatte und in manchen Fällen sogar eine die Gesundheit beeinträchtigende oder negative Wirkung hervorrief. Gerade bei der Anwendung von Heilsteinen gibt es allerlei wichtige energetische Grundprinzipien zu beachten, die, wenn sie nicht befolgt werden, dazu führen können, dass das feinstoffliche Energiefeld des Körpers durcheinander gebracht wird und man sich mit falsch eingesetzten Steinen eher schlechter fühlt oder keinerlei spürbare Wirkung erzielt. Diese Gefahren birgt gerade das Tragen von Schmuck, da dadurch meist eine stunden-, wochen- oder monatelange Ausstrahlung der Steine auf den Körper stattfindet, die natürlich nicht ohne Folgen bleibt. Dabei stellt gerade das Tragen von Heilsteinen als Schmuck eine wunderbare, hochinteressante und zudem einfache Nutzung der Heilkräfte von Steinen dar; denn normalerweise legt man zur optimalen Wirkung von Heilsteinen diese eine halbe Stunde auf den Körper auf und muss diese Prozedur zur therapeutischen Anwendung meist tage- oder wochenlang regelmäßig wiederholen. Dazu braucht es Zeit, einen ruhigen Ort und normalerweise einen ausgebildeten Therapeuten und Fachmann für dieses Gebiet, der die entsprechenden Steine austestet, auflegt und wieder entfernt.

Viele anfangs an diesem Thema interessierte Menschen vernachlässigen deshalb nach einer Weile einfach aus Zeitmangel die Möglichkeit, sich energetisch und gesundheitlich selbst zu unterstützen. Sie vergessen mit der Zeit ganz, die erworbenen Heilsteine bei sich einzusetzen. Ganz anders sieht hier die effektive Anwendungsmöglichkeit von Schmuck aus. Da man sich Schmuck im Normalfall einfach umhängt oder an die Ohren oder Finger steckt, kann man ihn daraufhin ruhig vergessen, und trotzdem wirkt er weiterhin energetisierend und harmonisierend auf den Träger/die Trägerin ein, da er sich beim Tragen direkt auf der Haut und im elektromagnetischen Feld des Körpers befindet. Doch ist hierbei Vorsicht geboten! Es gibt nicht nur sehr wichtige Energie-Gesetzmäßigkeiten, die unbedingt beachtet werden müssen, sondern noch etliche weitere Faktoren, von denen es abhängt, ob der Schmuck, den man trägt, wirklich heilsam und unterstützend wirkt oder eventuell schadet. So spielt es eine wesentliche Rolle, aus welchem Metall der Schmuck gefertigt ist, in welcher Höhe ein Anhänger getragen wird, auf welchen Ohr-Akupunkturpunkten ein Ohrring hängt oder an welchem Finger ein Ring steckt. Das Wichtigste ist natürlich die korrekte Wahl des optimalen Heilsteins. Auch dabei gibt es einige wichtige Punkte und einige Grundkenntnisse über die marktüblichen Edelsteine zu beachten, da heutzutage bereits viele Edelsteine auf dem Markt sind, die chemisch gefärbt oder behandelt und sogar radioaktiv bestrahlt wurden, so dass sie alles andere als heilsam wirken!

Auch mit Erbstücken ist äußerste Vorsicht geboten, da diese oft die energetische Schwingung des früheren Trägers übernommen haben. So erlebte ich bereits einige Male, dass Frauen dieselben Krankheitssymptome entwickelten wie die Vorbesitzerin des Schmucks, nachdem sie ein solches Erbstück von der Oma oder Mutter übernommen hatten.

Von all diesen wichtigen Faktoren handelt dieses Buch, und ich werde im Folgenden auf alle Punkte ausführlich eingehen und einfache, aber konkrete Anleitungen und Empfehlungen dazu geben, die, wenn man sie erst einmal verstanden hat, leicht in den Alltag umzusetzen sind. Auch werde ich eine einfache Methode der energetischen Austestung von Schmuck vermitteln, mit der jeder zukünftig in der Lage ist, für sich selbst den optimalen Schmuck auszutesten. In mehr als der Hälfte aller Fälle, in denen ich den üblichen Schmuck, den Menschen gerade trugen, für sie austestete, musste ich zu meiner Überraschung feststellen, dass er überhaupt nicht fördernd oder geeignet für die jeweilige Person war und in vielen Fällen sogar einen negativen Einfluss ausübte. Dies ist der Grund, weshalb ich dieses Buch geschrieben habe!

Die zauberhafte Welt der Heilsteine und das Tragen von Schmuck kann für jeden Einzelnen eine sehr kostbare, faszinierende und äußerst angenehme Sache werden, wenn man lernt, richtig damit umzugehen. Beachtet man die wichtigsten Punkte und Energiegesetze, wird man feststellen, dass man sich durch das Tragen des stimmigen Schmucks nicht nur gesünder, ausgeglichener, vitaler, selbstbewusster und geschützter fühlt, sondern auch die eigene innere Schönheit nach außen zur Ausstrahlung kommt sowie verschüttete oder vernachlässigte Seelenqualitäten oder Talente wieder verstärkt zum Vorschein gelangen, die vielleicht schon vergessen oder lange nicht mehr wahrgenommen worden waren. Hunderte von Menschen berichteten mir schon, dass sie durch den richtigen Umgang mit Schmuck eine viel liebevollere Einstellung zu sich und ihrem Leben entwickeln konnten und sich eine sehr persönliche Beziehung zu ihren lieb gewonnenen Heilsteinen einstellte. Solche Menschen erkennt man an ihrer positiven und harmonischen Ausstrahlung, und man gewinnt den Eindruck, dass ihnen ihr Schmuck außergewöhnlich gut steht und genau zu ihnen passt. Genau dies wünsche ich Ihnen und zudem viel Freude bei der Lektüre sowie viele neue und bereichernde Erkenntnisse über sich selbst und Ihr Leben.

Einleitung

Weshalb Edelsteine Heilwirkung besitzen

Seit jeher trugen Menschen aller Kulturen der Erde Schmuck am Körper, und selbst bei Ausgrabungen ältester frühgeschichtlicher Siedlungen oder Gräber stoßen Archäologen regelmäßig auf alle Arten von Schmuckstücken. Doch ging leider in der Gegenwart das Wissen darüber verloren, dass die Menschen früherer Kulturen ihren Schmuck nicht nur als Dekoration oder Statussymbol trugen, sondern häufig auch aus gesundheitlichen Gründen, um ihre Lebenskraft zu stärken, geistig klarer und intuitiver zu sein oder sogar als energetischen Schutz gegen negative Energien oder Angriffe. Dass der Schmuck zu diesen Zwecken - wenngleich vielleicht nur instinktiv oder unbewusst - eingesetzt wurde, beweisen die Körperstellen, an denen Menschen, egal welcher Kultur sie entstammten, ihn trugen.

Alle körperlichen Bereiche, an denen Schmuck seit jeher getragen wird, sind hochenergetische und sensible Stellen, auf denen Metalle oder Edelsteine sehr rasch gesundheitsfördernd einzuwirken vermögen. So befinden sich beispielsweise am Außenrand der Ohrmuschel jede Menge wichtiger Akupunkturpunkte, die beim Tragen von Ohrringen stimuliert werden können. An den einzelnen Fingern wechseln jeweils Meridiane (Energiebahnen der Akupunktur), so dass Fingerringe direkten Einfluss auf diese körpereigenen Energieströme nehmen. Das Tragen von Ketten oder Anhängern wirkt sich je nach Länge auf die Schilddrüse, Thymusdrüse oder den Solarplexus aus, die alle drei Schlüsselfunktionen für biologische und vegetative Körperprozesse einnehmen und maßgeblich für den gesundheitlichen sowie emotionalen Zustand sind.

In der indischen Medizin, dem Ayurveda, ist dieses Wissen um die Heilkräfte der Edelsteine sogar bereits viele tausend Jahre alt und man verwendet dort in allen Arten von Medizin und Gesundheitspillen unterschiedlichste Mixturen pulverisierter Edelsteine. Parallel zu den ehemaligen Hochkulturen der Himalaya-Region entwickelte sich im südamerikanischen und auch zum Teil im nordamerikanischen Raum bei den dort lebenden indianischen Ureinwohnern ein hohes Wissen um die Kräfte und Anwendung edler Heilsteine, was damit zusammenhängen mag, dass die beiden höchsten Gebirgszüge der Welt (Anden und Himalaya) durch Verwitterung auch die meisten Edelsteine hervorbrachten und somit den dortigen Völkern häufiger zur Verfügung standen als in anderen Gegenden der Erde. Vielleicht besteht sogar ein direkter Zusammenhang zwischen den dort auftretenden Edelsteinvorkommen und dem Aufblühen bedeutender Hochkulturen.

Die Steine stellten nicht nur wertvolle Handelsgüter im Tausch mit anderen Produkten dar, sondern sie leisteten auch wertvolle Dienste im Gesundheitswesen und wurden zur geistigen Innenschau und Inspiration verwendet. Dies ist beispielsweise vom Lapislazuli bekannt, der bei den Ägyptern als heiliger Stein verehrt und vornehmlich von ihren Priestern als geistiger 'Verstärker' verwendet wurde.

Der Umstand, dass heutzutage leider immer noch von vielen Menschen den Heilkräften der Steine Misstrauen entgegengebracht wird und man die Steinheilkunde als mystische Spinnerei oder Phantasie abtut, mag zum großen Teil daran liegen, dass der moderne Mensch sich zunehmend der Natur entfremdet hat und anerzogen bekam, gegen seine Leiden einfach eine Pille der pharmazeutischen Industrie zu schlucken und sich keine Gedanken über die inneren und äußeren energetischen Zusammenhänge seines Gesundheitszustandes zu machen. Doch sollte man nicht vergessen, dass in den meisten Pharma-Präparaten industriell hergestellte „Kopien“ von Pflanzenwirkstoffen enthalten sind und sich einmal grundsätzlich Gedanken machen, womit die Menschen sich seit jeher geheilt haben.

Da Krankheit und Gesundheit seit Menschengedenken eine zentrale

Rolle in allen Gesellschaften gespielt haben, wurden auch schon immer entsprechende „Präparate“ als Medizin in der Natur gesucht und auch gefunden, die Abhilfe bei allen möglichen Krankheiten und Beschwerden brachten. Dabei gingen die Menschen sowohl instinktiv als auch selektiv vor und fanden oft durch Zufall oder Ausprobieren Substanzen, die außerordentlich wirksam waren. Dies waren neben vielen Heilpflanzen in hohem Maße auch natürlich vorkommende Mineralien, Erdstoffe und Steine. Jeder kennt auch heute noch die in den Apotheken erhältlichen Heilerden gegen allerlei Magen/Darm- oder Hautbeschwerden, die sehr wirksam sind. Auch ist die Heilkraft schwefel- und mineralhaltiger Thermalbäder unbestritten.

Es wäre nun unlogisch, wenn schon einfachste Mineralien und Erden Heilwirkungen zeigen, dass das Schönste, Seltenste, Unvergänglichste und Anziehendste der Natur, nämlich die Edelsteine, keine Auswirkung auf den Menschen haben sollten, wo sie doch die reinste Kristallisationsform verschiedener Elemente und Mineralien darstellen, die der Körper benötigt und als lebenswichtige Anteile und Spurenelemente enthält. Es mag wohl auch daran liegen, dass die Menschen gewohnt sind, die meisten Medizinen und gesundheitsfördernden Mittel zu schlucken, und so stehen viele den Edelsteinen skeptisch gegenüber, da man sich als Laie nicht erklären kann, wie denn - ohne zu schlucken - die Heilsteine wohl ihre Wirkung entfalten sollen. Doch ist dies gar nicht so schwer zu verstehen, und es wurden bereits in den letzten Jahren viele wissenschaftliche Forschungen angestellt und Erkenntnisse gesammelt, die dazu beitrugen, die Wirkungen von Edelsteinen zu erklären und zu entmystifizieren.

Bei den Edelsteinen treffen sogar gleich mehrere biologische, chemische und physikalische Faktoren zusammen, die erst die mannigfaltigen und intensiven Auswirkungen der Heilsteine erklären, die schon tausende von Menschen an sich erfahren haben und dadurch die Steinheilkunde immer populärer werden ließen. Zum einen bauen sich alle Arten von Mineralien und Edelsteinen aus unterschiedlichen Elementen auf, die von sich aus bereits jeweils verschiedene elektromagnetische Schwingungen abstrahlen. Hinzu kommt, dass die Edelsteine in einer exakten geometrischen Struktur aufgebaut sind und ihre Moleküle nach einem genauen, gleichmäßigen Aufbau geordnet haben, den man als Kristallgitternetz bezeichnet. Dieses Kristallgitternetz hat eine antennenähnliche Funktion und ist fähig, bestimmte Frequenzen von Strahlungen und Wellen herauszufiltern, zu modulieren und wieder zurückzusenden.

Tatsächlich wirken Steine am intensivsten und spürbarsten, wenn sie direkt am Körper getragen oder aufgelegt werden. Dies hängt damit zusammen, dass der menschliche Körper ein messbares elektromagnetisches Feld besitzt, in das die Steine in diesem Fall eintreten. Dabei empfangen sie alle möglichen Arten der eigenen „Schwingung"- energetische Frequenzen, die mehr oder weniger disharmonisch sein können - und wandeln diese in entsprechend harmonische Frequenzen um, die sie dann als Impuls- oder Taktgeber zurücksenden.

Wem dies zu unglaublich erscheint, der sei darauf hingewiesen, dass die gesamte moderne Technologie sich dieses Prinzip zu Nutze macht und Quarzkristalle, Turmaline und Rubine oft das Herzstück moderner Computer und High Tech-Apparate darstellen, ohne die kein Flugzeug in die Luft steigen würde, keine Atom- oder Digitaluhr, kein Radio, Fernseher oder sonstige moderne Apparaturen funktionieren würden.

Körper und Seele reagieren also auf die Steine in einer Art Resonanzprinzip, so wie eine Gitarrensaite plötzlich anfängt, von alleine zu schwingen und einen Ton zu erzeugen, wenn im selben Raum eine andere Gitarre auf der gleichen Saite angeschlagen wird. Interessant ist hierbei auch die wissenschaftliche Erkenntnis, die aus der Erforschung der Akupunktur gewonnen wurde. In amerikanischen Labors stellte man nämlich fest, dass die Akupunkturbahnen, wie sie die chinesische Medizin seit Jahrtausenden in ihrem Verlauf genau beschreibt, tatsächlich existieren und feinste elektromagnetische Ströme im Bindegewebe des Körpers darstellen, das alle Organe, Muskeln und Gelenke umgibt. Das Bindegewebe besteht zum Großteil aus demselben Stoff wie eine große Gruppe der Edelsteine, nämlich die Quarzkristalle, die aus Silizium in Verbindung mit Sauerstoff aufgebaut wurden und zu denen bekannte Vertreter wie Amethyst, Citrin („Goldtopas") und Bergkristall gehören.

Da diese ebenfalls in unserer modernen Technik als Resonatoren und Impulsgeber verwendet werden, ist es nur nahe liegend, dass sie gerade beim Menschen in seinem Bindegewebe und somit in seinem feinstofflichen Energiesystem eine entsprechende Resonanz erzeugen und Impulse weitergeben, die vom Körper über die Drüsen und Nervenbahnen in die materielle Ebene umgesetzt werden.

Wie dies bis in die kleinsten zellulären Prozesse unseres Körpers vor sich geht, wird aus den neuesten Erkenntnissen der „Biophotonen-Forschung" deutlich. Man fand heraus, dass die einzelnen Zellen des Körpers intensivst miteinander kommunizieren und sich mittels feinster Lichtimpulse untereinander verständigen, welche Aufgaben sie jeweils zu übernehmen haben oder wie sich verhalten sollen. Dies erklärt auch die Heilerfolge der seit vielen Jahren bekannten Farb-Therapie, womit ein weiterer Faktor ins Spiel kommt, nämlich wie die Steine auf den Menschen einwirken.

Nicht nur in psychiatrischen oder psychotherapeutischen Institutionen wird bereits seit geraumer Zeit die Farbtherapie eingesetzt, sondern auch zunehmend in Krankenhäusern oder Sanatorien, da man die Auswirkung einzelner Räume, die in bestimmten Farben gehalten sind, oft unmittelbar bei den Patienten wahrnehmen kann. So wirken kühle Farben, wie Blau, Violett und Grün, eher beruhigend, dämpfend und entspannend, während feurige Farben, wie Gelb, Orange und Rot, sich mehr belebend, anregend, vitalisierend und stimulierend auswirken. Rosafarbene Räume vermitteln den Menschen das Gefühl von Geborgenheit, Angenommensein und Geliebtwerden, weiße Räume hingegen entspannen den Geist, lassen ihn ruhig, klar und meditativ werden.

Genau diese Auswirkungen der einzelnen Farben auf den Menschen konnte ich auch immer wieder bei den verschiedenen bunten Edelsteinen beobachten, die oft sogar bei den Steinen intensiver waren und einen direkten Einfluss auf alle drei Ebenen einer Person zeigten. Dabei fiel mir auf, dass undurchsichtige und opake Steine, wie z.B. Jaspis oder Türkis, zuerst im körperlichen Bereich zu wirken ansetzen und dort spürbar werden, während halbdurchsichtige und milchige Steine eher im emotionalen und seelischen Bereich harmonisierend wirken. Klare, durchsichtige Steine dagegen üben meist einen direkten Einfluss auf Geist, Gedankenstrukturen, Erinnerungen und Bewusstseinsprozesse aus. Doch kann man dies nicht als strikte Trennung auffassen, da die Übergänge fließend sind, sich körperliche, seelische und geistige Prozesse gegenseitig beeinflussen und jeder Mensch unterschiedlich in seiner Wahrnehmungs-Priorität konditioniert ist.

So spüren Menschen, die eher körperlich orientiert sind, die Wirkung von Edelsteinen zuerst physisch, etwa als Wärme oder Kribbeln, andere, die es gewohnt sind, auf ihre Gefühle zu achten, eher im emotionalen Bereich, so dass sie sich vielleicht gelöster und entspannter, weniger ängstlich oder depressiv fühlen, während mehr vergeistige Menschen eher Veränderungen ihrer Denkprozesse oder geistigen Strukturen beobachten können, wie etwa in Form von weniger negativen Gedanken, dem vermehrten Auftauchen positiver innerer Bilder oder geistiger Ideale und Zukunftspläne.

Aber der Übergang ist fließend, und wer sich eingehender mit der Wirkung von Heilsteinen im Praktischen befasst, wird auch in allen drei Bereichen seines Seins Veränderungen wahrnehmen. Doch ist die Auswirkung zweier verschiedener Edelsteine, auch wenn beide die gleiche Farbe haben, oft sehr unterschiedlich, da die anderen Faktoren, wie spezifische eingelagerte Mineralien oder ein unterschiedlich aufgebautes Kristallgitternetz, ebenfalls zur Wirkung beitragen. Dies kann sogar innerhalb ein- und desselben Minerals der Fall sein, wenn die Steine unterschiedliche Farben oder Mineraleinlagerungen aufweisen.

Schlussendlich sei noch erwähnt, dass die Wirkung der einzelnen Heilsteine auch dadurch geprägt wird, wie sie entstanden sind und welchen „energetischen Stempel" ihre Entstehungsgeschichte ihnen sozusagen aufgedrückt hat. Auch die Menschen werden ja entscheidend in ihrem Verhalten geprägt durch frühe Erfahrungen im Mutterleib sowie in der Kindheit, und so wirken auch die Edelsteine verschieden, wenn sie magmatischen Ursprungs sind, also durch unterirdische vulkanische Aktivitäten entstanden, sedimentär heranwuchsen, das heißt sich in abgelagerten Erd-, Gesteins-, Sand- oder Schlackschichten ausbildeten, oder eine Metamorphose durchlaufen haben. Doch würde es zu sehr ins mineralogische Fachwissen führen, an dieser Stelle näher darauf einzugehen, und es würde ohne ein ausgiebiges Studium niemandem dabei helfen herauszufinden, welches für ihn der richtige Stein ist. Deshalb soll das Schwergewicht dieses Buches den praktischen und umsetzbaren Punkten gelten.

Zuordnungssysteme von Heilsteinen

Astrologische Zuordnungen von Edelsteinen

Immer wieder kamen Menschen auf mich zu, die irgendeine astrologische Zuordnung von Edelsteinen gelesen hatten und nun der festen Überzeugen waren, dass sie den Stein erwerben und tragen müssten, der ihrem Sternzeichen zugeordnet wurde. Dies ist eine vollkommen falsche und zudem äußerst oberflächliche Vorgehensweise, von der ich nur dringend abraten kann. Die Gründe dafür sollen im Folgenden näher erläutert werden.

Im Laufe meiner Beschäftigung mit Heilsteinen stieß ich in der einschlägigen Literatur immer wieder auf astrologische Zuordnungen von Edelsteinen, die sich massiv voneinander unterschieden und jeweils völlig verschiedene Edelsteine den einzelnen Sternzeichen zuschrieb. So findet man in der indischen Astrologie gänzlich andere Steine als in der europäischen; die alten Ägypter nennen wiederum andere Edelsteine als man sie etwa bei indianischen Systemen vorfindet. Vielen Menschen ist nicht klar, dass die einzelnen Systeme auf sehr unterschiedlichen Berechnungsverfahren aufbauen und sich darin oft stark unterscheiden. Ich selbst bin nach der klassischen europäischen Astrologie Jungfrau vom Sternzeichen, nach der indischen Astrologie aber Löwe, da diese bestimmte Zeitverschiebungen nicht einberechnet. Auch sollte man sich Folgendes klar machen: Alle auf der Erde existierenden Astrologie-Systeme entstanden zu verschiedenen Zeiten, in ganz unterschiedlichen Kulturen und in verschiedenen Kontinenten, so dass sich sehr verschiedenartige Systeme entwickelten, die auch die damals vorherrschenden Philosophien und religiösen Anschauungen mit einbezogen. Deshalb kann man nicht wahllos irgendeines dieser Systeme herausgreifen, nur weil es einem gerade gefällt, und auf sein Sternzeichen übertragen, das man von der europäischen Astrologie übernommen hat.

Außerdem muss man sich vergegenwärtigen, dass in den jeweiligen Ländern, in denen astrologische Systeme entstanden, zur damaligen Zeit nur bestimmte Edelsteine bekannt oder vorhanden waren, die von Kontinent zu Kontinent variierten. Man gab ihnen auch sehr unterschiedliche Namen, deren heutige Übersetzungen oft ganz andere Steine bezeichnen als in der damaligen Zeit.

Der wesentliche Faktor jedoch, warum astrologische Zuordnungen von Edelsteinen keinerlei Sinn für gesundheitliche oder krankheitsbezogene Anwendungen ergeben, ist der, dass sie dafür gar nicht geschaffen wurden! Wenn man in astrologischen Zuordnungen Edelsteinnamen vorfindet, die den einzelnen Sternzeichen beigestellt wurden, so sind dies jeweils nur Symbole und Verknüpfungen, die sich in ihrer Grundstruktur entsprechen. Man wollte damit das assoziative und intuitive Denken der Menschen fördern, die sich professionell mit Astrologie beschäftigen, und einfach nur andeuten, dass ein gewisser Stein eine ähnliche Grundschwingung oder energetische Konstellation hat wie das ihm zugeordnete Sternzeichen. Das heißt aber nicht, dass ein Mensch dieses Sternzeichens auch diesen Stein tragen sollte! Es würde damit nur seine ihm typischen Charaktereigenschaften und Tendenzen seines Sonnenzeichens noch verstärken und zuspitzen, was auf keinen Fall der Sinn und Zweck sein kann.

Vor kurzem las ich eine moderne, angeblich keltisch-astrologische Einteilung, bei der man jedem Sternzeichen einen bestimmten Baum zuordnete, der ihm energetisch entsprechen würde. Doch kommt deswegen auch niemand auf die Idee, nun das Laub dieser Bäume zu essen oder sich ständig Kräutertees aus deren Blüten und Blättern einzuverleiben, obwohl viele davon als Heilpflanzen bekannt sind (z.B. Lindenblüten). Es ist mir deshalb unbegreiflich, dass sich dennoch so viele Menschen in einem profanen Aberglauben einbilden, sie bräuchten nur ihren astrologisch zugeordneten Stein zu tragen und schon würden sich alle ihre Probleme und Krankheiten in Luft auflösen.

Solchen Menschen stelle ich dann immer nur folgende simple Frage, die ihnen die Oberflächlichkeit ihrer Vorgehensweise aufs Einfachste veranschaulicht: „Glauben Sie, dass ein Schütze, der einen Schnupfen hat, denselben Stein benötigt wie ein Schütze, der an Krebs erkrankt ist oder einer, der an Depressionen leidet?“ Spätestens dann dämmert es den meisten, dass solcherlei Zuordnungen keinesfalls für therapeutische Zwecke geeignet sind und es doch einer intensiveren Beschäftigung mit der Materie der Heilsteine bedarf, will man seriös und tief greifend etwas für seine Gesundheit und sein seelisches und körperliches Wohlbefinden durch den Stein erreichen.

Der Vollständigkeit halber sei jedoch erwähnt, dass die indische Astrologie darin eine Ausnahme bildet und konkrete Anwendungen von Heilsteinen herausgearbeitet hat, da sie in das jahrtausendealte ganzheitliche Gesundheitssystem des Ayurveda eingebettet ist. Hier werden gewisse Edelsteine gezielt therapeutisch eingesetzt, die es gilt, an bestimmten Fingern zu tragen, die jeweils einzelnen Planeten zugeordnet werden. Findet ein solcher Astrologe beispielsweise anhand des Horoskops heraus, dass ein gewisser Planet „verbrannt“ ist, also zu nahe an der Sonne steht und von dieser energetisch überlagert wird, empfiehlt er als energetischen Ausgleich zur inneren Balancierung den jeweils zugeordneten Edelstein dieses Planeten am entsprechenden Finger zur Verstärkung dieser Planetenenergie zu tragen.

Doch ist auch dieses System weit davon entfernt, für den heutigen Menschen mit seinen vielschichtigen Problemen und Krankheiten ein praktikables und weitgefächertes Behandlungssystem mit Heilsteinen zu bieten, da es sich auf die Anwendung von etwa zehn damals bekannten Edelsteinen und deren Verbindungen zu den einzelnen Planetenenergien unseres Sonnensystems beschränkt. Auch wird dieser Anspruch gar nicht erhoben, da für die Behandlung konkreter Krankheiten und Leiden im Ayurveda ein gesonderter medizinischer Komplex zur Anwendung kommt, bei dem über Hunderte von verschiedenen Kräutern und Mineralien sowie Edelsteine in pulverisierter Form in Pillen zu individuellen Mischungen verarbeitet werden, die nach eingehender Diagnose dem Patienten verabreicht werden.

Abschließend sei deshalb noch einmal betont, dass die bestehenden astrologischen Zuordnungen von Steinen nichts mit deren therapeutischen Einsatzmöglichkeiten zu tun haben, sondern eher dafür geeignet sind, durch meditative Reflexion energetische Ähnlichkeiten gewisser Steine mit entsprechenden Sternzeichen zu erkennen, wodurch man lernen kann, in Analogien zu denken (was für einen guten Astrologen äußerst wichtig ist) und das praktizierte System auf einer intuitiven Ebene noch besser zu verstehen. Würde man sich aber lediglich auf die Arbeit mit zwölf Edelsteinen, die den zwölf Sternzeichen zugeordnet werden, beschränken, käme dies einem Zahnarzt gleich, der auf steinzeitliche Art nur mit Hammer und Meissel arbeitete, während ihm heutzutage ein weitgefächertes Instrumentarium für diffizilste Arbeiten zur Verfügung steht.

So sind inzwischen weltweit etwa fünftausend Mineralien bekannt, wovon über hundert bereits als Heilsteine genutzt werden. Um jedoch nicht zu verwirren und dem Laien praktikable Möglichkeiten aufzuzeigen, werde ich mich in diesem Buch auf die kraftvollsten Heilsteine sowie handelsüblichen Edelsteine beschränken, die normalerweise auf dem gängigen Markt zur Verfügung stehen.

Die sieben Haupt-Energiezentren (Chakras) des Körpers und deren natürliche Farb- und Edelsteinzuordnungen

Das Wissen um die feinstofflichen Energiezentren im menschlichen Körper stammt aus dem asiatischen Kulturraum, wo man sich seit Jahrtausenden bereits der Erforschung dieser Phänomene widmet. Besonders im indischen Raum hat sich das Wissen um die sieben Energiezentren seit langem etabliert, wo man sie Chakras (Sanskrit: „Räder") nennt, da Yoga-Praktizierende in der geistigen Schau diese Energiezentren als feinstoffliche farbige Lichtwirbel wahrnehmen konnten, die an rotierende Räder erinnern. Im Westen stand man anfangs diesen 'esoterischen' Aussagen skeptisch gegenüber, doch inzwischen wurde das Wissen um die Chakras zunehmend durch medizinische Forschungen bestätigt und untermauert, da man immer mehr die Parallelen mit wissenschaftlichen Erkenntnissen beobachten konnte.

So befinden sich genau in den Bereichen, wo traditionellerweise der Sitz der sieben Chakras lokalisiert wird, auch die bekannten sieben Hauptdrüsen, und neueste Forschungsergebnisse führen immer mehr zu der Erkenntnis, dass eigentlich alle Lebensprozesse durch die Ausschüttung von Hormonen eben dieser Drüsen bestimmt werden. Alle Gefühle, unser körperliches wie seelisches Befinden, Alterungs- und Wachstumsprozesse, Libido, Immunsystem, Verdauung und Herzfunktion, ja das gesamte Funktionieren unseres Organismus hängt maßgeblich von der Ausschüttung unserer körpereigenen Hormone ab; und was wir als Gesundheit bezeichnen, bedingt ein äußerst kompliziertes und harmonisches Zusammenspiel all dieser Hauptdrüsen. Ist auch nur eine davon gestört und schüttet zu wenig oder zu viel der benötigten Hormone aus, kann dies auf Dauer schwerste körperliche wie seelische Schäden verursachen und sich auf alle Bereiche unseres Lebens auswirken. Dies bestätigt die zentrale Bedeutung dieser Energiezentren, die die alten Weisen Indiens bereits vor langer Zeit erkannten, ohne dass ihnen die medizinischen Grundlagen hierfür bekannt waren.

Gerade in der heutigen Zeit ist es aber wichtig, dieser Thematik mit einer erhöhten Sensibilität zu begegnen; denn in der modernen Industriegesellschaft wird man täglich mit wahren Hormon-Cocktails „bombardiert", die das ausgewogene Zusammenspiel der körpereigenen Hormone aufs empfindlichste stören und dadurch mannigfaltige Beschwerden und Krankheiten verursachen können, über deren Ursachen man sich häufig nicht im klaren ist. So nimmt man über die Nahrung, insbesondere über das Fleisch, jede Menge Hormone zu sich, die den Tieren zum schnelleren Fleischwachstum verabreicht werden. Rückstände von Pestiziden, Fungiziden und Herbiziden wirken sich nachweislich störend auf die Hormonproduktion aus, und selbst im Trinkwasser finden sich oft reihenweise Rückstände von pharmazeutischen Produkten sowie weibliche Hormone, die von den herkömmlichen Kläranlagen nicht herausgefiltert werden können.

Alleine durch das Einnehmen der Pille beeinflussen viele Frauen über Jahre hinweg ihren körpereigenen Hormonhaushalt, indem dem Körper eine Scheinschwangerschaft vorgetäuscht wird, und diese Hormone gelangen über das Abwasser ebenfalls in den natürlichen Wasser-Kreislauf. Kosmetika, Cremes, Shampoos und Pflegemittel enthalten oft auch Hormone oder Stoffe, die den eigenen Hormonhaushalt beeinflussen. Die Folgen werden bereits durch wissenschaftliche Forschungen sichtbar; denn zunehmend sterben Pflanzen- und Tierarten aus, da durch ihr hormonelles Ungleichgewicht Sterilität einsetzt bzw. das über Hormone gesteuerte Paarungsverhalten gestört ist.

In der westlichen Gesellschaft klagen zunehmend Paare über Kinderlosigkeit, und Mediziner stellen einen wachsenden Prozentsatz befruchtungsunfähiger Spermien bei Männern fest. Schilddrüsenerkrankungen, Erkrankungen der Bauchspeicheldrüse oder der Nieren (Nierennebenrinde) sowie Diabetes haben in den letzten Jahren rasant zugenommen. Immer mehr Menschen leiden an Depressionen, und von der zunehmenden Schwächung des Immunsystems zeugen die immer häufiger auftretenden Grippe-Epidemien, die oft ganze Landstriche erfassen.

Anhand dieser wenigen Beispiele können wir ersehen, wie wichtig es gerade in der heutigen Zeit ist, über ein starkes, gesundes und harmonisch funktionierendes Drüsensystem zu verfügen, das sich in einem natürlichen Gleichgewicht befindet. Genau dies betonen seit alters her die indischen Yogis, wenn sie in ihrer blumigen Sprache berichten, dass eine robuste Gesundheit, langes Leben und innere Glückseligkeit von dem harmonischen Zusammenspiel der Chakras, ihrer Leuchtkraft sowie ihrer gleichmäßigen Rotation abhängig sind. Dabei wird jedem einzelnen Chakra eine spezifische Farbe zugeordnet, die es von Natur aus ausstrahlen soll und die hellsichtige Menschen wahrnehmen können. Insgesamt sollte ein gesunder und ausgeglichener Mensch eine energetische Ausstrahlung haben, die farblich gesehen einem Regenbogen in seinen verschiedenen Farbringen gleicht.

Ein Fehlen oder Verblassen der Farbe eines Chakras könnte man deshalb als Unterfunktion der zugehörigen Drüse interpretieren, während das Überlagern einer Farbe eines darunter- oder darüberliegenden Chakras eine Drüsen-Überfunktion anzeigen könnte. Infolgedessen müsste es möglich sein, durch Einstrahlung der benötigten Farbe in dem jeweiligen Chakra eine energetische Anregung und Stabilisierung hervorzurufen, die sich wiederum über die Drüsen auf alle entsprechenden Bereiche harmonisierend und gesundheitsfördernd auswirken sollte. Tatsächlich konnte ich dies über viele Jahre hinweg auf anschaulichste Weise beobachten, und es wurde mir im praktischen Umgang mit Edelsteinen immer wieder bestätigt.

Als ich vor etwa fünfzehn Jahren anfing, die Heilkräfte der Edelsteine zu erforschen, hatte ich das Gefühl, dass ich noch nicht auf allzu viele Theorien zurückgreifen konnte und deshalb von Anfang an empirisch vorgehen musste. Also legte ich, bei meinen Edelstein-Sitzungen, alle mir zur Verfügung stehenden Edelsteine und Mineralien neben mich und testete radiästhetisch mittels Pendel erst einmal aus, welche Steine der Betreffende für seine Legung benötigen würde. Meist ergaben sich dabei je nach Bedarf fünf bis fünfzehn Steine. Als Nächstes ging ich mit dem Pendel vom Kopf bis zu den Füßen über den Liegenden hinweg, während ich jeweils einen Stein in der anderen Hand hielt, und testete das Energiefeld daraufhin, in welchem Bereich der Stein aufgelegt werden sollte.

Da ich recht unbedarft und ohne spezielle Erwartungen an die Sache heranging, funktionierte dieses Austesten außerordentlich gut und brachte konkrete und klare Ergebnisse. Selbst die Liegenden stellten erstaunt fest, dass sie oft schon beim Austesten körperlich sehr genau spüren konnten, wohin ein Stein auf ihrem Körper wollte, der dann tatsächlich wenige Sekunden später von mir dort platziert wurde.

Bei jeder Legung entstanden auf diese Weise ganz individuelle Muster, die genau auf die Problematik des Einzelnen zugeschnitten waren und bereits als Gesamtbild eine deutliche Sprache sprachen, wo die Störzonen, Blockaden oder Schwachstellen dieses Menschen sich befanden und welche Steine dort jeweils am hilfreichsten wirken würden. Nach vielen solcher Legungen stellte ich verblüfft fest, dass die Steine das oben beschriebene Chakra-System und dessen Zusammenhänge mit Gesundheit und Krankheit vollauf bestätigten. Denn mir fiel auf, dass bei all den durchgeführten Legungen und Stein-Austestungen etwa achtzig Prozent der Steine tatsächlich zur Heilung dorthin gelangten, wo man sie nach ihrer Farbe auch zuordnen würde. Orangene Steine kamen in den Bereich des Nabelzentrums, dem auch die Farbe Orange zugeordnet wird, hellblaue Steine auf das Kehlkopf-Chakra, dem die Farbe Himmelblau zugeschrieben wird - und so weiter. Dies war erstaunlich, bewies es doch nicht nur die Gültigkeit der Chakra-Lehre, sondern zeigte mir auch, dass in den häufigsten Fällen von Beschwerden oder Krankheiten einfach eine Schwäche oder ein Energiemangel im jeweiligen Bereich vorlag, der auf Dauer die entsprechenden Drüsen schwächte, so dass diese nur noch unzureichend oder gestört arbeiten konnten.

Die Einstrahlung der jeweiligen Farbe, verbunden mit den spezifischen Wirkungen der Steine, schien sich äußerst kräftigend und wohltuend auf die Gesamtverfassung dieser Menschen auszuwirken. Lediglich bei etwa zwanzig Prozent der aufgelegten Steine kamen diese im Zuge der Austestung auf ihnen nicht zugeordnete Chakras zu liegen, dann jedoch meistens ein Chakra höher oder tiefer, was mir einen Hinweis darauf gab, dass das benachbarte Energiezentrum entweder dieses Chakra energetisch überlagerte, also eine Überfunktion der benachbarten Drüse anzeigte, oder einfach nicht harmonisch mit den anderen kooperierte, die natürliche Kommunikation zwischen diesen beiden Drüsen also gestört war, so dass eine harmonische und abgestimmte Hormonausschüttung dieser beiden nicht mehr funktionierte.

Interessant war ebenfalls, dass in etwa achtzig Prozent aller Fälle die Steine exakt in die Mitte der Körperachse zu platzieren waren, wo traditionellerweise die Chakras auch lokalisiert werden. Nur in etwa zwanzig Prozent aller Fälle zeigte das Pendel einen stärkeren Ausschlag, wenn der Stein in derselben Höhe entweder auf die rechte oder linke Körperhälfte platziert wurde. In den meisten Fällen handelte es sich dabei um paarige Organe (Lungenflügel, Nieren, Geschlechtsorgane) oder um die seitliche Lage einzelner Organe, wie Leber oder Milz, so dass der Stein genau über dem Organ zu liegen kam.

Damit hatte ich ein Zuordnungssystem gefunden, das in der Praxis konkret eingesetzt werden konnte und auch Bestätigung erlangte, denn alle „Behandelten" empfanden ihre Stein-Legung als äußerst wohltuend, harmonisierend und ausgleichend, und nicht wenige berichteten mir in den Tagen darauf von konkreten Heilungsreaktionen, die bei ihnen einsetzten. Deshalb empfehle ich jedem, sich als erstes mit der Lage der Chakras sowie deren zugeordneten Farben vertraut zu machen, da dies sehr rasch zu erlernen ist und man damit zukünftig die Möglichkeit hat, auch unbekannte Edelsteine anhand ihrer natürlichen Farbe erst einmal grundsätzlich einer Körperebene zuzuordnen, in die sie von Natur aus passen und dort heilsam wirken können, weshalb sie auch vornehmlich in diesem Körperbereich getragen werden sollten.

Auf Ausnahmefälle und dahinterliegende Energiegesetze werde ich im weiteren Verlauf dieses Buches eingehen. Doch zunächst sollen hier kurz

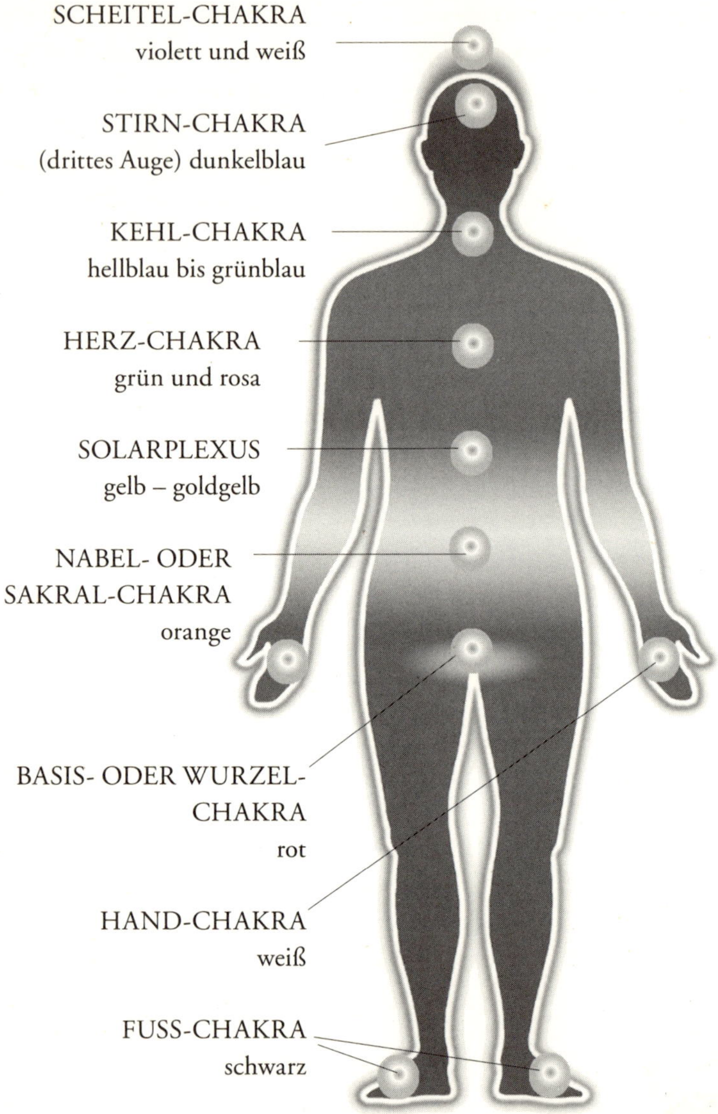

Die Haupt-Energiezentren (Chakras) des feinstofflichen Körpers einige Stichpunkte zu den jeweiligen Chakras sowie deren natürlicherweise zugeordneten Heilsteinen angeführt werden, so dass ein einfacher, aber systematischer Überblick vorliegt, bevor das Augenmerk auf die einzelnen Schmuckarten gerichtet werden soll. Da ich aus Platzgründen und der Übersicht halber nur kurze Informationen zu den einzelnen Chakras aufführen kann, empfehle ich bei Interesse das Studium einschlägiger Literatur zu den Chakras.

Übersichtstabelle der Chakras

1) Scheitel-Chakra

Lage:	Fontanelle, höchster Punkt auf der Schädelmitte
zugeordnete Farbe:	violett
entsprechende Drüse:	Hypophyse (Hirnanhangsdrüse)
zugeordnete wichtige	Amethyst, Alexandrit, Sugillit, violetter Fluo-
rid,	
Heilsteine:	violetter Kunzit

2) Stirn-Chakra (Drittes Auge)

Lage:	Stirnmitte
zugeordnete Farbe:	dunkelblau
entsprechende Drüse:	Epiphyse (Zirbeldrüse)
zugeordnete wichtige Heilsteine:	Lapislazuli, Saphir, Spektrolith, blauer Turmalin, Azurit, Tansanit

3) Kehlkopf-Chakra

Lage:	Halsmitte/Kehlkopf
zugeordnete Farbe:	himmelblau, hellblau
entsprechende Drüse:	Schilddrüse
zugeordnete wichtige Heilsteine:	Aquamarin, Chalcedon, blauer Topas, Mondstein, Türkis, Chrysokoll, Blauquarz

4) Herz-Chakra

Lage:	Brustbein-Mitte
zugeordnete Farbe:	grün und rosa
entsprechende Drüse:	Thymus-Drüse
zugeordnete wichtige Heilsteine:	Malachit, Smaragd, Dioptas, Aventurin, Peridot (Olivin), grüner und rosa Turmalin, Rhodochrosit, Hiddenit, Moldavit, Rosenquarz, rosa Rubin, Koralle, Apophyllit, Hämatit, Rhodonit

5) Solarplexus-Chakra

Lage:	Magenhöhe, Solarplexus-Bereich
zugeordnete Farbe:	gelb bis goldfarben
entsprechende Drüse:	Bauchspeicheldrüse
zugeordnete wichtige Heilsteine:	Goldtopas, Citrin, Bernstein, gelber Saphir, gelber Aquamarin, goldener Rutil, Markasit, Tigerauge

6) Sakral-Chakra

Lage:	unterer Bauchbereich, unterhalb des Nabels
zugeordnete Farbe:	Orange- bis Brauntöne
entsprechende Drüse:	Nebennierenrinde
zugeordnete wichtige Heilsteine:	dunkler Citrin, dunkler Bernstein, orangener Feueropal, Leoparden-Jaspis, Carneol (orang-farbener Achat)

7) Basis-Chakra

Lage:	Damm-Bereich zwischen Geschlechtsteil und After
zugeordnete Farbe:	rot
entsprechende Drüse:	Eierstöcke bzw. Hoden
zugeordnete wichtige Heilsteine:	roter Feueropal, Rubin, Granat, Koralle, Jaspis

8) Hand-Chakras

Lage:	Mitte der Handteller
zugeordnete Farbe:	weiß
zugeordnete wichtige Heilsteine:	Bergkristall, Diamant, weißer Apophyllit, Danburit, weißer Calcit

9) Fuß-Chakras

Lage:	Mitte der Fußsohlen am Ansatz des Zehenballens
zugeordnete Farbe:	schwarz
zugeordnete wichtige Heilsteine:	schwarzer Onyx, Black-Star, schwarze Koralle, Hämatit, schwarzer Opal, Obsidian, Rauchquarz

Wie wir aus der vorangegangenen Tabelle erkennen können, werden alle violetten Steine erst einmal dem obersten Chakra auf der Schädeldecke zugeordnet und sind deshalb grundsätzlich heilsam für alle geistigen Probleme, Erkrankungen oder Folgeschäden von Unfällen des Kopfes, insbesondere des Gehirns. Da aber violett die Farbe der Transformation ist, die Veränderungsprozesse und Heilung einleitet, können dementsprechend alle violetten Steine auch an allen anderen Bereichen des Körpers zum Einsatz kommen, um dort jeweils Heilungsprozesse und die Auflösung alter, erstarrter Energieblockaden einzuleiten. Genauso verhält es sich auch mit allen anderen Farben und Steinen.

Dunkelblaue Steine, die, auf der Stirn oder den Augen aufliegend, entspannend, kühlend, beruhigend und vergeistigend wirken, kommen oft an anderen Körperstellen zum Einsatz, um dort eventuell vorhandene Überschüsse an Energie „abzukühlen", zu entspannen und auch entzündliche Prozesse zu heilen sowie das Körperbewusstsein in seiner eigenen Zell-Intelligenz zum Wirken kommen zu lassen. Ähnlich verhält es sich mit den himmelblauen Farben, die außerdem, weil sie dem Hals-Chakra, also dem Energiezentrum des Ausdrucks, zugeordnet sind, in allen Bereichen der eigenen Lebensenergie zum Ausdruck verhelfen und somit oft die Selbstheilungskräfte aktivieren, indem sie entspannend und entzündungshemmend wirken.

Die Farben des Herz-Chakras, also grün und rosa, kommen am häufigsten im Bereich von Herz und Lunge zum Einsatz, also auf der Gefühlsebene, und grüne und rosa Steine sind die besten Heilsteine bei allen Arten von disharmonischen oder traumatisierten Gefühlen, können aber ebenfalls an allen anderen Stellen des Körpers äußerst wirksam werden. Da Gefühle und Nerven ja aufs Engste verknüpft sind, ist es deshalb nicht verwunderlich, wenn beispielsweise grüne Steine bei Problemen des Ischiasnervs oder auf paarigen Organen, wie Nieren oder Eierstöcken, zum Einsatz kommen, wo sich nicht selten Gefühlsprobleme in Beziehungen psychosomatisch niederschlagen. Auch ist grün die Farbe der Entgiftung und kann deshalb genauso auf der Leber/Galle oder allen Gelenken zum Einsatz kommen, wenn dort Schlackeablagerungen Probleme oder Schmerzen verursachen.

Rosa Steine, die für die Energie des Herzens, Liebe und Geborgenheit stehen, müssen deshalb auch nicht immer nur im Herzbereich optimale Anwendung finden, sondern können auch dringend in Körperzonen benötigt werden, wo man sich selbst nicht annehmen kann, wo also die Selbstliebe fehlt oder man sich lieblos vernachlässigt hat, überfordert und überstrapaziert ist und auch durch unterbewusste Ängste energetisch blockiert wird.

Die gelben und goldfarbenen Steine wirken äußerst heilsam und regenerierend auf alle Organe im zugeordneten Solarplexus-Bereich, also auf Magen, Leber, Dünndarm und Bauchspeicheldrüse. Durch ihre Farbe, die sich wie die Sonne wärmend, belebend und aktivierend auswirkt, stärken sie Selbstbewusstsein, Willensenergie und Optimismus und können deshalb auch ohne weiteres in vollkommen anderen Körperbereichen heilend wirken, wo diese Qualitäten benötigt werden.

Ähnlich verhält es sich mit orangefarbenen Steinen, die eigentlich dem Darm und Verdauungsbereich zugeordnet sind und bei allen Arten von Darm- und Stoffwechselproblemen sehr wirksam sind. Hat man bestimmte Gefühlsschocks nicht „verdaut", kann es sein, dass man orangene und goldgelbe Farben im Herzbereich benötigt oder an Körperzonen, in denen der Zellstoffwechsel gestört ist.

Am deutlichsten zeigt sich die mehrfache Einsatzmöglichkeit einer Farbe bei roten Steinen, die eigentlich dem Basis- oder Sexualchakra zugeordnet sind. Rot steht für die ursprüngliche Lebenskraft und feurige Energie, die sich biologisch zuallererst in der Sexualkraft und Körperwärme ausdrückt. Rote Steine kommen deshalb oft bei allen Arten von Unterleibsproblemen zum Einsatz, aber genauso häufig bei schwachen Herzen, Erschöpfungszuständen oder niederem Blutdruck im Herzbereich, wenn es eben dort an Lebensenergie oder ausreichender Durchblutung mangelt.

Die Energiezentren von Händen und Füßen

Neben den zentral auf der Körpermitte gelegenen Haupt-Chakras des Körpers sind die wichtigsten Neben-Chakras die Energiezentren der Hände und Füße. Energetisch gesehen muss man sich das folgendermaßen vorstellen: Kosmische Energie und geistige Inspiration fließen dem Menschen durch den Schädelbereich ein; da Kopf und Haare wie Antennen für feinstoffliche Energien fungieren, nähren und speisen sie alle Chakras durch Versorgung mit Licht-/Photonenenergien und bringen dadurch Bewusstsein in alle Ebenen. Da der Mensch aber als Kanal und verbindendes Element zwischen zwei Polen, nämlich Himmel/Kosmos und der Erde lebt, bezieht er durch die Füße auch elektromagnetische Lebensenergie von der Erde, die den Körper und alle Chakras mit Vitalkraft und Lebensenergie versorgen. Der Mensch ist also energetisch gesehen so etwas wie ein alchemistischer Schmelztiegel von kosmischer und irdischer Energie.

Der Erde (Materie) wird stimmigerweise die Farbe Schwarz zugeordnet, die fälschlicherweise in den letzten Jahrhunderten in unserer Kultur verteufelt wurde. Doch Schwarz ist einfach nur die Farbe der irdischen Energie, die durch die Fußsohlen aufgenommen wird und die den Körper am Leben erhält. Sie wird deshalb den Fuß-Chakras zugeordnet, während Weiß die Farbe der Hand-Chakras darstellt.

Weiß, auch die Farbe des Geistes und der geistigen Energie, stellt die Summe aller anderen Farben dar und wird zu Recht den Hand-Chakras zugeordnet, wenn man bedenkt, dass viele Geistheiler auch durch Handauflegen heilen und durch die Hände geistige Energien kanalisieren. Infolgedessen werden alle schwarzen Steine den Fuß-Chakras und alle weißen Steine den Hand-Chakras zugeordnet. Schwarze Steine erden, beleben, sind durchblutungsfördernd und anregend, während weiße Steine vergeistigen, Klarheit und Friedfertigkeit herbeiführen und reinigend auf Körper, Geist und Seele wirken.

Doch trotz dieser Zuordnung kann es häufig, wie bei den vorher angeführten bunten Steinen, zum Einsatz in ganz anderen Körperzonen kommen, so dass man schwarze Steine nicht nur bei kalten Füßen, sondern auch bei kalten Händen oder anderen schwach durchbluteten Stellen sehr gut einsetzen kann. Gleiches gilt für weiße Steine in sämtlichen Bereichen, in denen Reinigung, Klärung, Vergeistigung und Bewusstheit benötigt werden.

Energetisches Reinigen von Schmuck

Schmuckstücke müssen häufiger energetisch gereinigt werden als andere Heilsteine und zwar aus dem einfachen Grund, weil man sie tagelang auf der Haut trägt, so dass ein reger energetischer Austausch stattfindet. Deshalb sollte man Schmuck, den man täglich trägt, auch täglich reinigen! Am besten abends, wenn man ihn ablegt. Da der Einsatz von Heilsteinen eine Art energetischer Reiztherapie, ähnlich wie die Homöopathie, darstellt, sollte man Schmuckstücke nachts ausziehen, um eine Überreizung und Abstumpfung der eigenen Aufnahmefähigkeit zu vermeiden. Auch kann es vorkommen, dass man durch stark belebende und energetisierende Steine (Quarze, rote und schwarze Steine) nicht einschlafen kann oder Schlafstörungen bekommt.

Spürt man bei Anhängern und Steinketten während des Tragens nach einigen Stunden einen Druck auf der Brust oder innere Unruhe, so ist dies ein Zeichen dafür, dass man sie kurz energetisch reinigen muss, was ohne weiteres mehrmals täglich der Fall sein kann. Bei Fingerringen, Ohrringen oder Armbändern kann sich dies durch einen leichten Juckreiz, partielle Wärme oder leichte Schweißbildung an den jeweiligen Stellen zeigen. Reinigt man kurz diese Stücke und spürt trotzdem keine Erleichterung beim erneuten Tragen, ist dies meist ein Zeichen von energetischer Überreizung. Es empfiehlt sich in diesem Fall, die Schmuckstücke für einige Stunden oder den Rest des Tages zur Seite zu legen, denn viele hochwertige Heilsteine sind so stark, dass es genügt, sie täglich ein bis zwei Stunden zu tragen, mehr könnte belastend werden.

Da sich der Schmuck im körpereigenen Energiefeld des Trägers befindet, entspricht dies bereits einer zweimaligen Auflegung von Heilsteinen und kann durchaus genug sein. Steinketten oder Metallketten mit Anhängern reinigt man sehr einfach mehrmals täglich, indem man die Kette in der einen Hand hält, nach unten hängen lässt und sie mit der anderen Hand ausstreift, so als würde man Wasser abstreifen. Verstärkend wirkt es, wenn man vorher die Hände kräftig aneinander reibt, bis sie heiß werden, um ein stärkeres elektromagnetisches Feld der Hand zu erzeugen, sowie anschließend in der Vorstellung einen hellen Strahl aus weißem oder violettem Licht über die Kette zu schicken und sich dabei darauf zu konzentrieren, dass dieser Lichtstrahl wie ein Druck-Sandstrahler alle alten und negativen Energien wegbläst. Steinketten unter Wasser zu reinigen, empfiehlt sich nicht, da dadurch meist der Faden aufquillt und die scharfkantigen Bohrlöcher der einzelnen Kugeln oder Steine den Faden über kurz oder lang zum Zerreissen bringen.

Sämtliche anderen Schmuckstücke, die nicht aufgefädelt sind, sollte man gelegentlich zusätzlich noch für ein bis zwei Minuten unter fließendem Wasser reinigen, was einfach zu bewerkstelligen ist, indem man sie kurz direkt unter einen fließenden Wasserhahn legt. Ansonsten kann man alle Arten von Schmuck regelmäßig durch das energetische Ausstreichen der Hände reinigen, indem man nach dem Händereiben das Schmuckstück in den offenen Handteller legt und mit der anderen Hand mehrmals unter starkem Ausatmen darüber hinwegstreift - und zwar immer weg vom Körper nach vorne, mit derselben Lichtvisualisation wie bereits beschrieben.

Die in vielen Büchern beschriebene Reinigung mit Meersalz ist abzulehnen, da das Salz auf Dauer die Oberfläche vieler Steine „anfressen" und matt werden lassen kann und es außerdem eine zusätzliche Umweltbelastung darstellt, auf diese Weise ständig Salz dem Abfall zuzuführen. Eine ergänzende Reinigung hingegen stellt die Methode dar, Schmuckstücke in Amethyst-Drusen oder auf Amethyst-Stücke zu legen, da das violette Licht des Amethyst ja sehr transformierend wirkt. Allerdings muss dann auch die Amethystdruse gelegentlich durch Abduschen und Lichtvisualisierung gereinigt werden, wenn man sie regelmäßig für solche Zwecke verwendet.

Dass das Ausstreichen von Schmuckstücken durch einen Hämatit-

Stein reinigende Wirkung haben soll, kann ich nicht bestätigen. Wahrscheinlich wäre das Ausstreichen mit einem Magneten in diesem Falle wirksamer, da der eisenhaltige Hämatit nicht über eine solche magnetische Sogwirkung verfügt.

Schmuckstücke oder Heilsteine ins Sonnen- oder Mondlicht zu legen, stellt auch keine Reinigung dar, wie es von vielen Menschen angenommen wird, sondern eine natürliche Energetisierung der Steine, die aber nicht eine regelmäßige Reinigung ersetzt oder überflüssig macht. Wer mit seinen Steinen und seinem Schmuck gelegentlich eine Meditation im Sonnen- oder Mondlicht durchführen möchte, sollte nicht alle seine Steine wahllos dem Licht aussetzen, sondern sie energetisch passend zuordnen. Blaue, weiße und violette Steine kann man eher dem Mondlicht aussetzen, rote, orangene und goldgelbe dagegen ins Sonnenlicht legen. Lediglich grüne Steine eignen sich für beide Lichtarten, da grün ja die Mischung von blauem und gelbem Licht darstellt.

Vorsicht: Erbstücke!

Immer wieder kam es vor, dass Menschen zu Seminaren oder Beratungen alte Schmuckstücke mitbrachten und mir diese zeigen wollten, verbunden mit der Frage, ob sie echt seien und es richtig für sie sei, getragen zu werden. Oft führt das zu einer für mich peinlichen Situation, wenn man mir die Stücke in die Hand legen wollte, ich aber keinerlei Bedürfnis verspürte, diese anzufassen, da ich schon aus der Entfernung fühlen und sehen konnte, dass diese alten Erbstücke energetisch absolut verunreinigt und häufig mit alten Krankheitsinformationen belastet waren. So reinigte ich erst einmal die Stücke, zeigte den Besitzern, wie sie dies zukünftig selbst tun konnten und erklärte ihnen die Zusammenhänge.

Alte Schmuckstücke und Steine haben durch das Tragen über längere Zeiträume fast immer negative Energien und Krankheitsinformationen der ehemaligen Besitzer aufgenommen, die sie unter Umständen an den neuen Träger abstrahlen können. Ich kam im Verlauf jahrelanger Beobachtungen hinweg zu dieser Erkenntnis und erlebte unglaubliche Dinge, die mir diese Zusammenhänge bestätigten. Es kam gelegentlich vor, dass vor allem Frauen (die Erbinnen von Mamas und Omas Schmuck) plötzlich Krankheitssymptome entwickelten, für die man keine Ursache fand und die sich auch hartnäckig resistent gegen jederlei Behandlungen zeigten. Oft wurden Beschwerden als erbliche Belastungen gedeutet, da Mutter oder Großmutter dieselben Krankheiten hatten. So testete ich als erstes einmal die Ursache der jeweiligen Beschwerden aus und fragte eventuelle Möglichkeiten ab, angefangen von chemischer Belastung, psychosomatischen Reaktionen bis hin zu Erdstrahlen auf dem Schlafplatz oder Vererbung.

Nichts davon wurde jedoch bestätigt, und die Austestung erwies sich oft als sehr mühsam, bis mir die Idee kam, in Richtung auf den Einfluss von Fremdenergien zu suchen. Von da an war es nicht mehr sehr schwer, relativ bald herauszufinden, dass es der Schmuck war, den die Person am Körper trug, der sie krank machte.

Tatsächlich handelte es sich in all diesen Fällen um geerbte Schmuckstücke, und oft waren die Mütter oder Großmütter an derselben Krankheit gestorben, von deren Symptomen nun die Trägerin des Schmucks betroffen war! So gab es für mich nur eine Erklärung: Die Schmuckstücke hatten sich mangels regelmäßiger energetischer Reinigung richtiggehend mit kranken Energien und Informationen vollgesogen, die nun als krankmachende Impulse auf die neue Trägerin abstrahlten. Ließ ich die Besitzerin diesen Schmuck ablegen, ergab sich bei der radiästhetischen Austestung kein positiver Ausschlag mehr bei der Frage nach Krankheitsursachen durch Fremdenergien. So verblüffend dies klingen mag, erholten und regenerierten sich diese Frauen meist von alleine innerhalb weniger Wochen, nachdem sie diese Erbstücke nicht mehr trugen, sie gründlich gereinigt hatten und nur noch die Steine verwandten, die als stimmig und heilsam für sie ausgetestet wurden. Deshalb heißt die Regel: „Vorsicht mit Erbstücken!"

Oft erweisen sich gerade solche Schmuckstücke als sehr hartnäckig, wenn man sie reinigen will, da sie von einer starken persönlichen Energie geprägt und dazu auch meist noch energetisch unpassend sind, um von der neuen Besitzerin getragen zu werden. Zudem gibt es Steine, wie etwa die Koralle, den Türkis oder Malachit, die sich bei kranken Menschen im Laufe von Wochen sehr stark verfärben sowie blass, stumpf oder dunkel werden, weil sie giftige Ausscheidungen der Haut aufnehmen und sich dadurch nicht mehr reinigen oder in ihren ursprünglichen Zustand versetzen lassen.

Hier sollten wir von alten Naturvölkern lernen, die den Toten ihren persönlichen Schmuck mit ins Grab gaben, damit er sie bei ihrer Seelenreise begleiten und unterstützen möge. Handelt es sich aber um sehr wertvolle Stücke, empfehle ich, diese nach gründlicher Reinigung zu verkaufen und das Geld für etwas einzusetzen, was den Verstorbenen gefallen hätte oder ihr Wunsch war.

Eine andere Möglichkeit, wenn man durch die Stücke das Andenken an den Menschen bewahren will, besteht darin - wie viele Völker es heute noch praktizieren (Japan, China etc.) -, einen kleinen Ahnenschrein in der Wohnung zu errichten, wo man Fotos und persönliche Schmuckstücke der Verstorbenen aufbewahrt und ihnen als den vorausgegangenen Ahnen Achtung und Ehrerbietung bewahrt. Viele Menschen erlebten deutlich spürbar, wie ihre verstorbenen Ahnen sie so manches Mal hilfreich und liebevoll als geistige Führer oder Schutzengel unterstützten und ihnen zur Seite standen.

Schmuck als Schutz vor Monitor- und Computerstrahlung

Vor etlichen Jahren fielen mir interessante Parallelen auf, die ich bei einigen jungen Männern bemerkte und die mich zum Nachdenken anregten. Es waren junge Menschen, die plötzlich, ohne erkennbare Ursachen, an Krebs erkrankten und deren vom Krebs befallene Körperteile sich alle eher auf der vorderen Körperseite befanden, von der Höhe des Gesichts bis abwärts zum Magen. Als ich die persönlichen Lebensumstände und die berufliche Situation hinterfragte, stellte sich zu meiner Verblüffung heraus, dass fast alle Betroffenen am Computer arbeiteten und oft noch privat bis in die Nacht am Computer saßen. Einige von ihnen waren auch an Blutkrebs erkrankt, als dessen Ursache immer mehr Wissenschaftler auch Strahlenbelastung vermuten. Konnte es sein, dass die Krebserkrankungen dieser jungen Menschen durch übermäßige Monitor- oder Bildschirmstrahlung ausgelöst wurden?

Tatsächlich befanden sich die erkrankten Körperstellen fast immer in der oberen Körperhälfte, also in den dem Bildschirm zugewandten und gegenüberliegenden Bereichen, die einer eventuellen Strahlung vorrangig ausgesetzt wären. Meine Vermutung wurde dadurch erhärtet, dass ich bei all diesen Personen als hilfreichen und unterstützenden Heilstein einen schwarzen Turmalin als Testergebnis erhielt, der in Höhe des Brustkorbs getragen werden sollte - und zwar immer mit der natürlichen Kristallspitze nach unten weisend (Foto Nr. 12).

Nun ist der Turmalin ein äußerst leitfähiger Stein für feinstoffliche Energien, worauf schon seine Form hindeutet, da die einzelnen Kristalle bei genauerem Betrachten oft wie Bündel von elektrischen Leitungen oder Drähten aussehen. Auch hatte ich bereits sehr gute Erfahrungen mit dem schwarzen Turmalin gemacht, wenn es darum ging, belastende Fremdenergien aller Art abzuleiten, die das körpereigene Energiefeld störten. Schwarz ist die Farbe der Erde. Schwarze Steine „erden" sozusagen den Körper und beleben schwach durchblutete Körperzonen. Trägt man einen schwarzen Turmalin als Anhänger, mit der Spitze zum Boden weisend, leitet dieser über die körpermittig gelegene Haupt-Akupunkturbahn alle überschüssigen oder disharmonischen Energien nach unten an die Erde ab. Tatsächlich ging es den betroffenen Menschen meist bereits nach kurzer Zeit besser, als sie einen solchen schwarzen Turmalin während der Arbeit am Computer trugen sowie die täglichen Stunden vor dem Bildschirm drastisch reduzierten bzw. wegen ihres Krankheitsstadiums ganz aufgeben mussten.

Als ich vor etlichen Jahren in einem Seminar diese Annahme äußerte, wurde ich von einem Teilnehmer massiv angegriffen, der in der Computer-Produktion tätig war. Ich erklärte ihm, dass ich diese Zusammenhänge nicht als Fakt darlegen, sondern einfach damit zum Nachdenken anregen wollte. Etwas besänftigter gestand er mir daraufhin ein, dass seine Firma bereits an der Produktion strahlungsärmerer Bildschirme arbeite!

Mir geht es bei diesem Thema nicht darum, die moderne Technik zu verteufeln. Aber wir sollten uns bewusst sein, dass in dieser Zeit der rasanten technischen Entwicklung viele Sekundäreffekte noch nicht voll erforscht sind oder sofort berücksichtigt werden können und es bei einer permanenten Überbelastung durch technische Apparate vielleicht möglich ist, dass spezifische körpereigene Schwachstellen auf Dauer entsprechend reagieren.

Wer diesbezüglich vorbeugend etwas für sich tun möchte und beruflich gezwungen ist, ständig an Bildschirmen zu arbeiten, sollte sich nicht ängstigen, sondern in dieser Zeit einfach einen schwarzen Turmalin als Anhänger tragen oder ein größeres Stück stehend zwischen sich und dem Bildschirm auf dem Arbeitstisch platzieren.

Die Wahl des richtigen Metalls

Will man einen bestimmten Edelstein erwerben oder für sich fassen lassen, so ist die Wahl des entsprechenden Metalls sowie die Art der Fassung von großer Wichtigkeit, um eine optimale Reaktion und Wirkung des Steines zu erzielen. Grundsätzlich sollte man bei allen Arten von Fassungen, egal ob bei Ringen, Broschen, Ohrringen oder Anhängern, darauf achten, dass der Stein vom Metall nur umrahmt wird, seine dem Körper zugewandte Rückseite aber nicht durch eine massive Metallplatte verschlossen wird. Diese kann nämlich die Ausstrahlung des Steines erheblich verringern und verhindert zum Teil den energetischen Austausch der Haut mit dem Stein. Sollte man sich trotzdem in ein Schmuckstück verlieben oder eines geschenkt bekommen, bei dem dies der Fall ist, kann man beim Juwelier für geringe Kosten die rückseitige Metallabdeckung entfernen lassen, so dass die Wirkung des Steines sich besser zu entfalten vermag.

Trägt man Edelsteine oder Quarzkristalle als Anhänger in ihrer ursprünglich gewachsenen Kristall-Form, so sollte man darauf achten, dass keines der Enden des Kristalls durch eine metallische Kappe gefasst wurde, da der Kristall über einen natürlichen Energiefluss in seiner Längsrichtung verfügt, der dadurch behindert würde. Dies führt oft dazu, dass wegen des Energiestaus der Stein zerspringt oder sich aus der Fassung löst. Ideal und preisgünstig sind deshalb einfache Ringfassungen mit einem verbindenden Bügel über dem Kristallende, der den Energiefluss nicht weiter beeinträchtigt und den Kristall gerade und mittig nach unten in der Richtung der körpereigenen Haupt-Akupunkturbahn hängen lässt.

Im Allgemeinen steht bei der Frage des passenden Metalls die Wahl zwischen Gold und Silber im Vordergrund, da ausgefallene Metalle, wie Platin oder Titanium, meist zu kostspielig sind und nicht im Preisverhältnis zum Stein stehen. Dazu sollte man sich Folgendes klar machen: Grundsätzlich gibt es den Silber- und den Goldtyp. Viele Menschen merken oft daran, welcher Metalltyp sie sind, dass sie allergisch auf das nicht passende Metall reagieren. Allergien gegen Gold sind zwar seltener als gegen Silber, aber auch dies habe ich schon erlebt. Auch kommt es vor, dass manche Menschen einfach nur eine Aversion gegen Gold haben. Zudem können Silberallergien durch andere minderwertige Bestandteile ausgelöst werden.

Um die Hintergründe dafür zu erkennen, muss man verstehen, dass Gold und Silber zwei polare Energien repräsentieren, nämlich Sonnen (Gold)- und Mond (Silber)-Energie - Yang und Yin, wie es in der chinesischen Medizin genannt wird. Gold steht für ein dynamisches, lebendiges, offenes und aktives Gemüt, für Selbstbewusstsein, Ausstrahlung, Erfolg und Expansion und entspricht dem goldgelben Licht der Sonne. Silber hingegen für ein ruhiges, meditatives, in sich gekehrtes Gemüt, für Intuition und Beschaulichkeit und entspricht dem weißen Licht des Mondes.

Gold wirkt deshalb erwärmend und belebend und entspricht energetisch dem männlichen Prinzip, während Silber eher beruhigend und kühlend wirkt und dem weiblichen Prinzip zuzuordnen ist. Je nach dem Typus wird man sich entsprechend mehr zu Silber oder Gold hingezogen fühlen. Zwar stellte ich tatsächlich fest, dass statistisch gesehen Männer häufiger Gold und Frauen eher Silber tragen, doch ist dies nicht die Regel.

Geht man im Laufe seines Lebens bewusst mit der eigenen Energie und den Anforderungen des Lebens um, wird man feststellen, dass die Affinität zu Gold oder Silber während der Jahre auch wechseln kann, je nachdem welche Energiequalität gerade gelebt werden will. Lebt man in einer dynamischen und kreativen Phase, mag einem Gold mehr entsprechen und liegen, befindet man sich in einer ruhigeren, besinnlichen und in sich gekehrten Phase, wird einen Silber vielleicht mehr anziehen. Spüren Sie von Zeit zu Zeit selbst, welches Metall Ihnen gerade energetisch mehr liegt!

„Überzeugten“ Silber- oder Gold-Liebhabern empfehle ich, einfach einmal - als Experiment - das andere Metall zu tragen und zu schauen, wie sich dies anfühlt, da manchmal das Zulassen der entgegengesetzten Schwingungsqualität neue Erfahrungen und Erkenntnisse bescheren kann, die man nicht erwartet hätte und von sich nicht kennt.

Wollen wir Meister unseres Lebens werden, müssen wir fähig sein, mit beiden energetischen Polen spielerisch umzugehen und diese bewusst einzusetzen lernen. Allgemein kann man aber sagen, wenn man die Tendenz zu Schwermut, Niedergeschlagenheit oder Energielosigkeit hat, sollte man eher Gold tragen, umgekehrt erzielt bei Überaktivität, Gereiztheit, Ruhelosigkeit und Nervosität eher Silber eine ausgleichende Wirkung.

Weißgold ist eine Legierung verschiedener Metalle (wie z.B. Palladium) mit Gold und stellt energetisch etwa eine Synthese bzw. Mitte zwischen den beiden polaren Energiequalitäten dar.

Zum allgemeinen Verständnis sei noch erwähnt, dass die eingepunzten Zahlen eines Schmuckstücks den Reinheitsgrad des Metalls angeben. 925er Silber heißt z.B., dass von 1000 Anteilen 925 reines Silber sind. 333er oder 750er Gold sind ebenfalls Promille-Angaben. 24-karätiges Gold entspricht 100-prozentigem Feingold, wird allerdings wegen seiner Weichheit selten verarbeitet. Hochwertiger Goldschmuck wird meist mit 18-karätigem (75 % Goldanteil) Gold verarbeitet, das durch Zusatz anderer Metalle härter und belastbarer ist als Feingold.

Vorsicht: Manipulierte Steine

Obwohl es der Wissenschaft in den letzten vierzig Jahren gelungen ist, die meisten Edelsteine auch künstlich herzustellen, muss man beim Kauf von Schmuck oder Edelsteinen meistens keine Bedenken haben, dass es sich um künstliche Steine handeln könnte. Der Grund dafür ist der, dass künstliche Steine hauptsächlich für technische, optische sowie industrielle Zwecke gefertigt werden und dazu einen sehr hohen Reinheitsgrad besitzen müssen, der die Produktion solcher Steine oft genauso oder noch teurer werden lässt wie handelsübliche Edelsteine.

Im Gegensatz zu früher ist man in der Juwelier- und Schmuckbranche vom Ideal des lupenreinen Steines (bei dem selbst unter der Lupe keine Einschlüsse zu sehen sind) ganz abgekommen und legt heutzutage richtigerweise mehr Wert auf einen persönlichen Charakter und das Farbspiel eines Steines, da viele Steine gerade erst durch solche kleinen Einschlüsse oder natürliche Wachstumsstörungen ihre individuelle Ausdruckskraft und Originalität erhalten und so zudem noch wesentlich preisgünstiger sind.

Dafür droht heute allerdings eine Gefahr von ganz anderer Seite, die die Heilwirkung von Steinen so ins Gegenteil verkehren kann, bis diese sogar gesundheitsschädlich sein können. Dazu fand ich folgende Zeitungsnotiz in einer Stuttgarter Zeitung: „Edelsteine radioaktiv verstrahlt! - Kann Schmuck krank machen? Das Bundesamt für Strahlenschutz warnt: Edelsteine und Halbedelsteine können radioaktiv strahlen! Grund: Viele der teuren Steine werden vor dem Verkauf u.a. mit Neutronenstrahlen bestrahlt, weil ihre Farben dann heller leuchten! Betroffen vor allem: Diamanten, Topase, Turmaline, Rubine und Perlen."

beschildern, da diese Art der Geldgier nicht nur einzelnen Menschen, sondern der ganzen Branche auf Dauer schadet und schnell die gerade zart aufblühende Heilkunst der Edelsteintherapie in schweren Verruf bringen kann. Leider kann man sich als Laie nur schwer vor solchen Umständen schützen, es sei denn, man zieht einen Mineralogen zu Rate und lässt den Stein mittels Geigerzähler austesten.

Alteingesessene Juweliere verfügen oft noch über sehr alte Steinbestände in ihrem Lager, die nicht behandelt wurden, doch bietet dies auch keine 100%ige Sicherheit. Deshalb lautet mein Ratschlag: Wenn Sie die Gefahr bestrahlter Steine vermeiden wollen, weichen Sie auf Steine mit ähnlicher Wirkung aus, bei denen es sich aber wegen ihres geringeren Wertes nicht lohnt, sie zu bestrahlen. Nehmen Sie Granat anstatt Rubin oder Turmalin, als natürlichen Kristall gefasst, an Stelle von teurer geschliffenen Stücken. Gerade Schnäppchenjäger sollten vorsichtig sein, wenn prächtige geschliffene Steine plötzlich sehr günstig angeboten werden. Gute, echte und naturbelassene Steine kosten nun einmal ihr Geld!

Ich erlebte immer wieder, dass auf Mineralienmessen radioaktiv bestrahlte Bergkristalle aus Arkansas als Rauchquarze billig verkauft wurden und sich dann unwissende Kunden vehement beschwerten, dass wunderschöne, perfekte, klare und dunkle Schweizer Rauchquarze bei mir das Vielfache kosteten. Doch wird das verständlich, wenn man bedenkt, dass weltweit nur sehr wenige echte Rauchquarze gefunden werden und es schwierig ist, überhaupt welche - und dann noch sehr hochwertige - zu finden und anbieten zu können. Die bestrahlten amerikanischen „Rauchquarze" eignen sich nicht zu Heilzwecken, fühlen sich in der Hand oft unangenehm „beißend" an und können unangenehme, ängstliche und bedrohliche Gefühle erzeugen, die von dem Schock des Steines herrühren, den er durch die massive Bestrahlung erfahren hat. Man erkennt sie daran, dass sie selbst vor starkem Licht nicht durchscheinend sind, die Anwuchsstelle noch weiß-milchig verblieben ist - und eben am Preis. Für eine zeigefingergroße perfekte Einzelspitze eines dunklen, klaren Schweizer Rauchquarzes ist ein Preis von 30,- bis 100,- Euro durchaus angemessen. Auch kursieren auf dem Markt etliche weitere Fälschungen,

Wie zutreffend und aktuell diese Warnung des Bundesamtes für Strahlenschutz ist, konnte ich selbst an einem tragischen Fall in meinem Bekanntenkreis erfahren. Eine Frau, die schwer an Schilddrüsenkrebs erkrankt war, bat mich um einen Ratschlag, welcher Stein ihr eventuell bei ihrer Erkrankung helfen könnte, da sie bereits schulmedizinisch austherapiert war und nun im alternativen Bereich nach Unterstützung suchte.

In vielen Fällen von Schilddrüsenerkrankungen und Schilddrüsenkrebs hatte ich erlebt, dass das Tragen von Aquamarin als kurze Halskette eine wesentliche Besserung bewirkte, und so empfahl ich der Frau, es ebenfalls mit einer Aquamarin-Kette zu probieren, die möglichst kurz getragen werden sollte, um sie so nahe wie möglich an der Schilddrüse wirken zu lassen. Die Dame befolgte den Rat, doch statt einer Verbesserung verschlimmerte sich ihr Zustand rapide, und sie verstarb sehr bald an ihrem Leiden.

Nun kann man nicht erwarten, dass jede Person gleich stark auf irgendwelche natürlichen Heilmethoden reagiert oder dadurch gesunden muss, aber die gegenteilige Reaktion der Kranken irritierte mich doch sehr und so bat ich eine Angehörige von ihr, mir einmal die Kette zu zeigen, die sie getragen hatte. Ich war entsetzt, als ich sah, dass man ihr eine blaue Topas-Kette als Aquamarin verkauft hatte. Denn der blaue Topas, so klärte mich einmal ein Großhändler auf, wird zumeist in Afrika als weißer Topas gefunden und erst durch radioaktive Bestrahlung blau. Normalerweise wird dieser dann für ein Jahr in der Erde vergraben, um seine radioaktive Strahlung abzugeben, doch wollen viele Exporteure vor Ort nicht so lange auf ihr Geld warten und verkaufen die Steine bereits nach einer wesentlich kürzeren Zeitspanne, so dass viele dieser Steine noch über eine Reststrahlung verfügen.

Dies war bei der vorliegenden Kette der Fall gewesen, wie meine radiästhetische Austestung ergab, und so hatte die Frau durch das Tragen dieser Kette sich noch verstärkt ihre Schilddrüse verstrahlt, was in ihrem Krankheitsstadium offensichtlich zu ihrem schnellen Tod geführt hatte.

Solche Vorfälle erwecken immer wieder meinen Zorn, und ich gerate oft in Streit mit Händlern, die manipulierte Steine nicht als solche die durch Einfärbungen zwar nicht unbedingt gesundheitsschädigend sind, aber dennoch ärgerlich, weil falsche Tatsachen vorgetäuscht werden und die Steine nicht über die Heilkraft verfügen, die sie normalerweise haben sollten.

So wird etwa der bekannte Lapislazuli durch Einfärbung minderwertiger Steinqualitäten zu tiefstem Königsblau geschönt und damit Topqualität vorgetäuscht. Deshalb rief mich eines Tages eine Seminarteilnehmerin an, um sich über meine „überhöhten" Preise von Lapislazuli-Ketten zu beschweren, da sie in einem Groß-Kaufhaus angeblich dieselbe Qualität für ein Drittel meines Preises erworben hatte. Bereits am nächsten Tag entschuldigte sie sich bei mir, da ihr beim Duschen mit der erstandenen Kette plötzlich blau gefärbtes Wasser am Körper herablief!

Ein Opfer vielfältiger Manipulationen ist auch der beliebte Türkis. Häufig werden Schleifabfälle und minderwertige Stücke zu Staub zermahlen, künstlich eingefärbt und mit chemischen Zusätzen gepresst und in Scheiben geschnitten, die für vielerlei Arten von Schmuck, wie Ringe oder Broschen, verarbeitet werden. Diesen Türkisen fehlen die natürlichen dunklen Bänder, die ihn normalerweise durchziehen, und sie zeichnen sich durch eine dunkle, homogene Farbe und auch durch einen entsprechend günstigeren Preis aus, der für echte Türkise nicht normal ist. Um die natürliche Bänderung von Türkis vorzutäuschen, wird außerdem auch immer öfter Howlith, ein weißer Kieselstein, der in der Struktur dem Türkis ähnelt, eingefärbt und als Türkis verkauft. Dieser Stein besitzt aber genauso wie die gepressten und nachgefärbten Schleifabfälle keinesfalls die angenehme und wohltuende Heilwirkung eines echten Türkises.

Die häufigsten künstlichen Einfärbungen findet man beim Achat, der in knallgrünen, dunkelblauen, pink und violetten Färbungen angeboten wird, die allesamt chemisch eingefärbt sind, da der Achat natürlicherweise nur in zarten Pastellfarben vorkommt, wiez.B. der himmelblaue Bänder-Achat (Chalcedon).

Der Gerechtigkeit halber muss ich allerdings an dieser Stelle erwähnen, dass es auch Steine gibt, die manipuliert wurden und trotzdem über sehr gute Heilkräfte verfügen. Diese wurden nämlich einfach durch Erhitzung in einem Keramik-Brennofen in ihrer Farbe verändert, wie z.B. der orangefarbene Achat (Karneol) oder der Citrin, der aus gebranntem Amethyst entsteht. Da nur der auch in der Natur vorkommende Prozess der Erhitzung (durch nahe Magmatätigkeit) nachvollzogen wurde, ist dies eine der wenigen Manipulationen, die man im Einzelfall aus energetischer Sicht betrachtet gerade noch akzeptieren kann.

Abschließend sei hier noch einmal eine Grundregel erwähnt, die auf alle Steine und Schmuckstücke zutrifft, die man erwerben oder tragen möchte: Egal, ob ein Stein manipuliert wurde oder nicht, er kann sich entsprechend negativ oder unangenehm auswirken, wenn er nicht zu seinem Träger und der diesem eigenen energetischen Situation passt. Man sollte deshalb immer radiästhetisch, mittels Pendel, Rute oder eines Muskeltests, austesten, ob der jeweilige Stein heilsam und stimmig für einen ist und an welcher Stelle er getragen werden sollte. Dadurch eliminiert man manipulierte und gefährliche Steine automatisch, auch wenn man die Fälschung nicht erkennt, da das körpereigene Energiefeld äußerst deutlich bei der Austestung darauf reagiert.

Spirituelle Symbole in Schmuckstücken

Neben den energetischen Gesetzmäßigkeiten, die beim Tragen von Schmuck zur Wirkung kommen, sowie den spezifischen Wirkungen der mannigfaltigen Heilsteine und Metalle, die verwendet werden, gibt es noch eine dritte Komponente, die man berücksichtigen kann und die seit alters in die Schmuckverarbeitung mit einfließt. Es handelt sich um die Ausstrahlung uralter Symbole und magischer Zeichen, die bereits seit Jahrtausenden von bestimmten Kulturkreisen oder religiösen Gruppierungen verwendet werden und aufs Engste mit ihnen verknüpft sind. Man muss verstehen, dass solche alten Zeichen und Symbole oft eine magische Aufladung und energetische Imprägnierung dadurch erfahren haben, dass über Jahrhunderte hinweg Millionen von Menschen diese Zeichen mit bestimmten Vorstellungen und Bewusstseinsinhalten gekoppelt haben, sie in religiösen oder magisch-kultischen Ritualen verwendeten und immer gewisse Bedeutungen mit diesen Symbolen assoziierten. So wie ein steter Tropfen den Stein aushöhlt, so können genauso immer wiederkehrende Gedankenformen zu bestimmten Symbolen und Zeichen diese so stark aufladen, dass sie sich spirituell sowie emotional stark auf uns auswirken können. Dies sollte man bedenken, wenn man ein Schmuckstück trägt, welches ein spirituelles Symbol zum Inhalt hat und nicht leichtfertig solchen Symbolschmuck tragen, weil es Mode ist, ohne einen inneren Bezug dazu zu haben.

Andererseits lässt sich durch die Verwendung bestimmter Symbole der Effekt erreichen, sich unterbewusst stets an gewisse Ideale zu erinnern und an geistige Energiefelder anzukoppeln, so dass man ständig neue Kraftreserven daraus beziehen kann. In gewissem Sinne entspricht dieses

Phänomen dem Resonanzprinzip, indem man automatisch mit diesen Energien mitschwingt, die das jeweilige Symbol repräsentiert.

Die ältesten Symbole, die bei der Schmuckverarbeitung eingeflossen sind und thematisch verarbeitet wurden, sind vielleicht die Tierdarstellungen längst untergegangener Kulturen von Naturvölkern (Foto Nr. 1). Viele dieser alten Kulturen sowie auch jüngere indianische Völker verwendeten als Schmuck Darstellungen bestimmter Tiere, um sich mit den Kräften und Eigenschaften dieser Tiere zu verbinden, die man ihnen zuordnete. So stand bei vielen Kulturen die Eule für Weisheit, der Adler für Kraft, Freiheit und geistigen Höhenflug, die Schildkröte für den Erdgeist und physische Kräfte, die Schlange für magische Kräfte und Flexibilität, der Jaguar (Foto Nr.7) für Macht und magische Verwandlungsfähigkeit.

Selbst die alten Christengemeinden verwendeten ein Tier als gemeinsames Symbol und Erkennungszeichen, nämlich den Fisch; und die bis heute gerne als Modeschmuck getragenen persönlichen Sternzeichen sind zum Großteil Tiersymbole und werden deshalb als Tierkreiszeichen bezeichnet, mittels derer man sich in alter Zeit mit den Kräften bestimmter Planetengruppen bewusst in Verbindung setzen wollte.

Darüber hinaus entwickelte jede Kultur und Zeitepoche ihre spezifischen magischen Zeichen und Symbole, von denen viele in jüngster Zeit wieder eine Konjunktur erfahren, wie etwa die altgermanischen Runen oder die keltischen Knotensymbole. Menschen, die intensiv über solche Symbole meditierten, bestätigten immer wieder die intensive Wirkung solcher Übungen, und man sollte deshalb sehr bewusst mit diesen Zeichen umgehen und genau wissen, was sie symbolisieren und mit welchen Energie- und Bewusstseinsformen man sich dabei verbindet.

Diese Zeichen erfahren eine immense Verstärkung und Intensivierung, wenn sie bei Schmuckstücken zusätzlich mit entsprechenden Edelsteinen kombiniert werden. Sie können dadurch im wahrsten Sinne des Wortes zu magischen Objekten werden. Hat man sich deshalb für ein bestimmtes Symbol oder Zeichen entschieden, zu dem man sich auch stark hingezogen fühlt, sollte man sich gründlich überlegen, welcher Edelstein passend dazu eingearbeitet wird und ob er energetisch mit dem Zeichen harmoniert.

Grundsätzlich die Symbole verstärkend wirken alle feurigen Steine, wie der Rubin, Feueropal oder Granat. Insbesondere der aus Indien stammende Sternrubin, der einen sechsstrahligen Stern aus Licht reflektiert, ist hierfür mit am besten geeignet, da er die spirituelle Herzensenergie symbolisiert und als Kraft ausstrahlt (Foto Nr.2). Aber auch der bläulich schimmernde Mondstein (selbe Fototafel im Gottesauge in der Pyramide), der Lapislazuli und der Saphir können geeignete Steine für bestimmte Symbole sein, bei denen es um Vergeistigung, Inspiration und innere Erkenntnis geht. Lassen Sie sich bei der Wahl des passenden Steins von Ihrem inneren Gefühl führen und erspüren Sie, was der jeweilige Stein als Schwingung zum Ausdruck bringt und ob diese Energie mit der Bedeutung des gewählten Symbols harmoniert und sich gegenseitig ergänzt.

Da es inzwischen weltweit Tausende von Symbolen gibt, die bereits in Schmuck verarbeitet wurden, angefangen von chinesischen Schriftzeichen bis zu in England erschienenen Kornkreissymbolen, werde ich mich im Folgenden nur auf die Darstellung der gängigsten Symbolzeichen beschränken, die man am häufigsten in Schmuckstücken vorfindet (Foto Nr. 3 und 4).

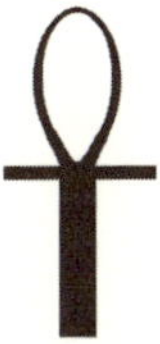

ANKH
Fruchtbarkeits- und Lebenssymbol aus Ägypten

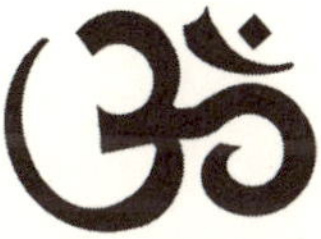

OM
Aus dem Sanskrit stammendes Symbol für den Urlaut, den Anfang und die Einheit der Schöpfung.

GOTTES AUGE im Pyramiden-Dreieck
Symbol für göttliche Führung und Schutz. Auch für mystische Innenschau.

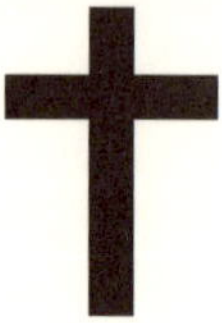

CHRISTLICHES KREUZ
Symbol für die Erlöserkraft Christi.

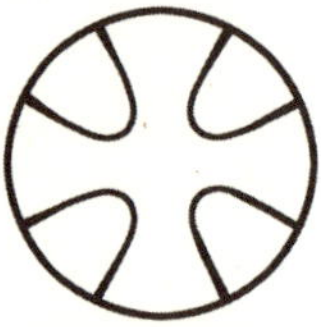

KELTISCHES KREUZ
Symbol für Zentrierung und Ausgewogenheit der Kräfte der vier Himmelsrichtungen.

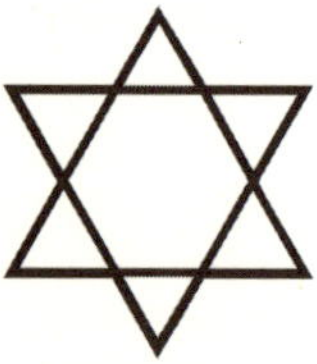

DAVIDSTERN
Jüdisches Symbol, welches die Verschmelzung himmlischer und irdischer Kräfte, bzw. männlicher und weiblicher Energien zum Ausdruck bringt.

PENTAGRAMM
Magisch verwendetes Schutzsymbol, welches das menschliche Energiefeld symbolisiert.

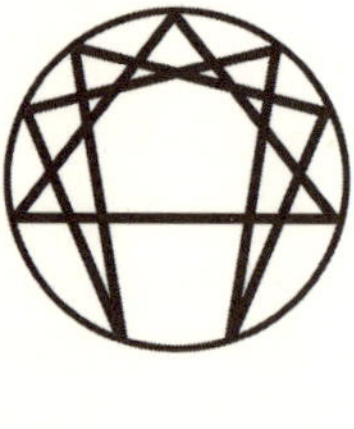

ENNEAGRAMM
In den letzten Jahren populär gewordenes Symbol, welches als Psycho-Kosmogramm zur Erklärung innerer geistig-seelischer Prozesse häufig herangezogen wird.

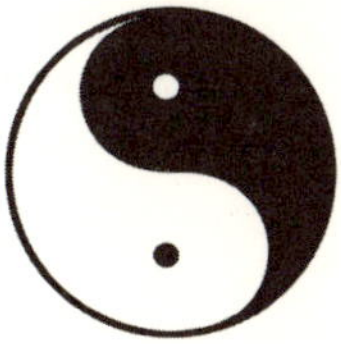

YIN UND YANG

Aus dem ostasiatischen Raum stammendes, inzwischen weltbekanntes Symbol, welches den ständigen Wechsel und die gegenseitige Befruchtung der Polaritäten symbolisiert, die erst zusammen die kosmische Einheit ergeben.

UNENDLICHKEITS-ACHT
IN PYRAMIDE

Symbol für die Göttlichkeit und die Unvergänglichkeit der Seele.

SUFI – SYMBOL
ISLAMISCHER MYSTIKER

welches für die Befreiung und die bedingungslose göttliche Liebe steht.

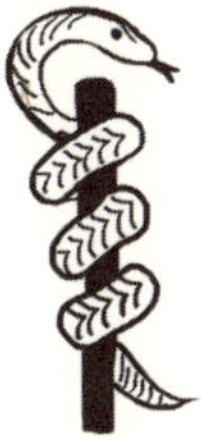

ÄSKULAP-STAB

Heilungs- und Medizinsymbol, das ursprünglich die Erweckung der Kundalini-Energie bewirkte.

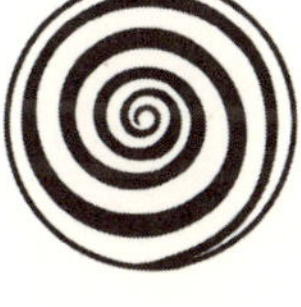

SPIRALE

Die Spiralform findet man weltweit in allen alten Kulturen, bei schamanistischen Praktiken, in der Kampfkunst und Geistheilung. Es ist das Symbol für die natürliche Ausdehnung und Ausstrahlung aller Lebensenergie und geistiger Entfaltung.

Edelstein-Ketten und ihre Wirkungen auf die einzelnen Chakras

Die wichtigsten Energiegesetze beim Tragen von Ketten

In den letzten Jahren sind verstärkt Hals-Ketten von Edelsteinen und Mineralien auf den Markt gelangt, die früher nicht erhältlich oder sehr teuer waren. Edelsteinketten bieten, da sie preislich meist sehr günstig im Vergleich zu anderem Schmuck liegen, eine reizvolle Gelegenheit, sich mit den verschiedensten Energien und Wirkungen von Edelsteinen vertraut zu machen. Da jedoch auch viele gefärbte, gefälschte oder behandelte Steine als Ketten auf den Markt gelangen, ist in manchen Fällen Vorsicht geboten. Edelsteinketten eignen sich wunderbar, um eine rasche gesundheitliche Wirkung zu erzielen, da man sie schnell umhängen kann und sie meist über einen größeren Körperbereich flächendeckend zum Wirken kommen. So habe ich selbst in meinem Wohnzimmer eine Auswahl von etwa zwanzig verschiedenen Ketten nebeneinander liegen und kann täglich als erstes direkt und schnell eine Kombination mit Anhänger per Pendel austesten, deren Energie für mich an diesem Tag am geeignetsten und unterstützendsten ist (Fotos Nr. 5 u. 6). Hat man nämlich keine größeren Beschwerden oder Krankheiten, die den Einsatz eines Edelsteins über einen längeren Zeitraum nötig machen, wird man feststellen, dass man von Tag zu Tag oft unterschiedliche Steine gebrauchen kann, abhängig von den Aufgaben oder wie man sich an diesem Tag fühlt. Schließlich ist kein Tag wie der andere, und bedingt durch die körperlichen und seelischen Bio-Rhythmen zeigen sich auch Schwankungen in den energetischen Bedürfnissen. Testet man auf diese Art täglich die für sich geeignetste Kette aus, erfährt man nach einiger Zeit, wo die größten Schwachstellen liegen, auch wenn sie noch nicht klar erkennbar sind. Kommt bei der Austestung jedoch alle paar Tage oder fast täglich wieder derselbe Stein heraus und weiß man, wofür er steht, so finden sich deutliche Hinweise, welchem körperlichen Bereich verstärkt Aufmerksamkeit und Unterstützung geschenkt werden sollte.

Edelsteinketten sind nicht nur etwas für Frauen. In meinen Seminaren habe ich häufig, um den Teilnehmern erste Erfahrungen mit den Kräften der Edelsteine zu ermöglichen, am Anfang täglich für jeden die geeigneten Ketten ausgetestet und sie ihm einfach umgehängt. Anfangs lächelten die Männer über diese ungewöhnliche Dekoration, insbesondere wenn gleich zwei oder sogar drei Ketten als Ergebnis herauskamen und sie sich „behangen wie ein Weihnachtsbaum“ fühlten. Doch bereits nach einem Tag wollten sich viele nicht mehr von ihren Ketten trennen, die ihnen im wahrsten Sinne des Wortes ans Herz gewachsen waren, da sie deutlich deren energetisierende und harmonisierende sowie wohltuende Wirkung spüren konnten.

Selbst als die Handwerker für mehrere Tage in meinem Haus arbeiteten und einer von ihnen von starkem Husten und der andere von einem überempfindlichen Magen geplagt wurden, testete ich kurzerhand entsprechende Steinketten für sie aus und hängte sie ihnen um. Anfangs belächelt, konnte sich nach wenigen Tagen keiner mehr von seinen Ketten trennen, da sie relativ rasch eine deutliche Besserung ihrer Beschwerden durch sie erfuhren.

Überhaupt sollte man Edelsteinketten nicht in erster Linie als Schmuck sehen, sondern sie als Energie-Stränge spezifischer Heilsteine betrachten, die man sehr vielseitig einsetzen kann. So kann man bei Sehnenscheiden-Entzündungen oder Knochenbrüchen entsprechende Ketten (z.B. Koralle, Bergkristall, Rauchquarz) um die jeweiligen Gelenke wickeln, Narbenentstörung und Wundheilung beschleunigen durch Ketten, die man im Narbenverlauf auflegt, oder sich bei Kopfschmerzen eine Kette im Liegen quer über die Stirn legen (z.B. Amethyst, Lapislazuli), was eine schnelle Abhilfe zur Folge haben kann. Dem phantasievollen Einsatz sind hier keine Grenzen gesetzt und gerade Gelenke, wie Knie und Hüfte, freuen sich über solcherlei Zuwendung.

Sollten Sie das nächste Mal nach einem anstrengenden Tag über Rückenschmerzen klagen, lassen Sie sich doch einmal eine offene Kette in voller Längsrichtung auf die entsprechende Höhe der Wirbelsäule auflegen (Jaspis, Koralle, Bergkristall oder Bernstein). Bei Bauchschmerzen und Unterleibsproblemen wäre es einen Versuch wert, eine Citrin-, Bernstein- oder Karneol-Kette spiralig auf den Bauch oder zwischen die Beckenknochen zu legen bzw. in Längsrichtung parallel eines Eileiters, wenn hier einseitig Schmerzen vorliegen sollten. Bei krampfartigen, akuten Schmerzen könnte auch eine blaue Kette wie Lapislazuli, Saphir oder Chalcedon Linderung schenken. Oft kann man bereits nach wenigen Minuten die wohltuende Wirkung an sich erfahren!

Was grundsätzlich zu beachten ist

Edelsteinketten werden meist als Splitterketten oder als ovale oder runde Kugelketten angeboten. Für sensible Menschen empfehlen sich eher Kugelketten, da sie eine weichere, sanftere und harmonischere Ausstrahlung haben. Hingegen wirken Splitterketten durch ihre Form energetisch etwas „spitzer" und sind meist schneller spürbar sowie auch preisgünstiger. Verwenden Sie möglichst keine gemischten Ketten, also Ketten, die sich aus unterschiedlichen Farben und Steinen zusammensetzen, da diese auf Ihr Energiefeld meist eine chaotische Ausstrahlung haben und dadurch eher störend als heilsam wirken.

Einige wenige Ausnahmen sind grün-rosa gemischte Turmalinketten, da es derselbe Stein ist und es sich um die beiden zusammengehörigen Farben des Herz-Chakras handelt; oder wenn jemand professionell die für sich ideale Kombination ausgetestet und zusammengestellt hat.

Tragen Sie nie einfach eine Kette, nur weil Sie vielleicht farblich zu Ihrer Garderobe passt, ohne dass Sie auch ganz genau spüren, dass es der für Sie richtige Stein ist. Sonst kann es geschehen, dass die schöne dunkelblaue Lapislazuli-Kette bei Ihrem Rendezvous wie eine Schlaftablette wirkt, wenn Sie bereits schon erschöpft waren, oder eine rote Kette Sie gereizt und zänkisch werden lässt, wenn Sie ohnehin schon überdreht und angespannt waren.

Auch sollten Sie die Länge Ihrer Steinkette nicht nur dem äußeren Erscheinungsbild, etwa Ihres Ausschnitts, anpassen, sondern danach, ob Sie die Wirkung auf dem Kehlkopf-Chakra benötigen (40 - 55 cm Kettenlänge), im Herz-Bereich (55 - 65 cm Kettenlänge) oder auf dem Solarplexus-Zentrum (70 - 80 cm Kettenlänge). Es ist äußerst wichtig, dass alle Heilsteinketten, die man trägt, auch in der entsprechenden Höhe aufliegen, wo sich die Problemzonen befinden. Hat man z.B. mit dem Magen Probleme und trägt einen passenden goldgelben Stein, allerdings nur als kurze 40 - 50 cm lange Kette, so hat diese Kette längst nicht dieselbe intensiv wohltuende Wirkung, als wenn man eine 80 cm lange Kette trägt, so dass der Stein bis zum Magenbereich zum Aufliegen kommt. Umgekehrt ist es dasselbe. Klage ich über Schilddrüsenprobleme oder Halsbeschwerden und habe mir beispielsweise eine passende himmelblaue Kette ausgesucht, so nützt es wenig, wenn sie zu lang ist, sondern sie sollte möglichst nahe und eng am Hals getragen werden, um dort direkt einwirken zu können. Man lässt ja auch nicht den rechten Arm eingipsen, wenn man sich den linken gebrochen hat.

Überlegen Sie deshalb vor dem Kauf einer Steinkette gründlich, in welcher Länge sie sein sollte oder lassen Sie es sich austesten. Im Folgenden soll deshalb kurz auf die wichtigsten Aspekte der einzelnen in Frage kommenden Kettenlängen sowie die jeweils wichtigsten zugeordneten Heilsteine eingegangen werden:

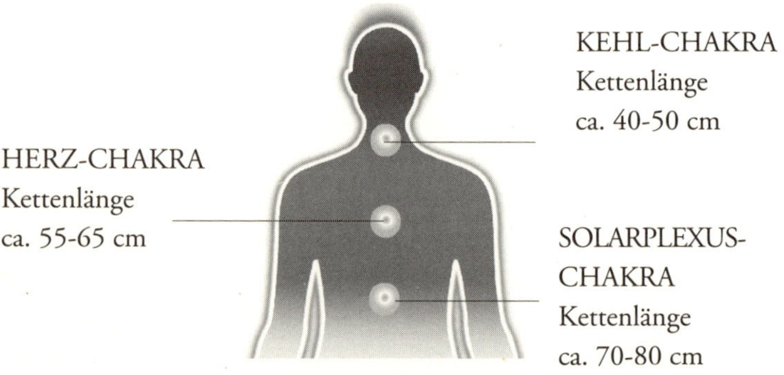

Die drei Energiezentren, die beim Tragen von Edelsteinketten oder -anhängern stimuliert werden.

Edelsteinketten für das Hals-Chakra

Klagt man über Beschwerden im Halsbereich, Schilddrüsenprobleme oder Kehlkopf-, Zahn- oder Kieferprobleme, Schluckbeschwerden oder sonstige Symptome in diesem Körperbereich, so kann man mit kurzen 40 bis 50 cm langen Ketten, die man eng anliegend direkt am Hals trägt, sogar bei massiven oder chronischen Beschwerden eine Verbesserung und unmittelbare Erleichterung erfahren, wenn es sich auch um den zum eigenen Typ passenden Heilstein handelt. Tatsächlich kamen bei Austestungen von kurzen Halsketten in überwiegender Mehrzahl himmelblaue Steine als optimal heilsam für die entsprechenden Personen heraus. Es gibt aber auch Ausnahmen und andersfarbige Heilsteine, die hier äußerst wirksam werden können. Bei Husten, Heiserkeit, Hals- und Schluckbeschwerden, Mandelentzündungen, Schnupfenbeschwerden und den typischen Symptomen von Kinder-Erkältungskrankheiten kann man mit einer kurzen
-Kette oft eine direkte Linderung herbeiführen. Auf alle entzündlichen Prozesse, Schwellungen oder Vereiterungen wirkt der himmelblaue Chalcedon angenehm kühlend und beruhigend.

Wir wurden eines Tages, während eines Seminars auf einer Wiese sitzend, plötzlich alle von Wespen gestochen. Ich gab jedem Betroffenen einen Chalcedon-Trommelstein in die Hand mit der Anweisung, ihn auf die Stiche aufzulegen. Nach wenigen Minuten klagte niemand mehr über Schmerzen oder Schwellungen, obwohl manche mehrfach gestochen worden waren.

Eine kurze Chalcedon-Kette in der „Stein-Hausapotheke“ zu haben, wird kein Fehler sein, da man gerade in einer Familie nach einiger

Zeit über den häufigen Gebrauch dieser Kette erstaunt sein wird. Der Chalcedon, auch blauer Bänder-Achat genannt, ist die natürliche, zarthimmelblaue Variante des Achats und kommt selten in guten Qualitäten vor, weshalb man häufig künstlich dunkelblau gefärbte Achate auf dem Markt vorfindet. Einer der schönsten Chalcedone, der häufig zu beliebten Kugelketten verarbeitet wird, stammt aus Israel und hat eine von zarten schneeweißen Bändern durchbrochene himmelblaue Färbung. Der Chalcedon wird auch der "Stein der Redner" genannt, da er sich durch sein Einwirken am Hals positiv auf das Rede- und Ausdrucksvermögen auswirkt und einen Vortragenden ruhig und kühl bleiben lässt. Bei Stotterern oder Kindern mit Sprachschwierigkeiten wäre ein Einsatz dieses Steines bestimmt erwägenswert. Auch kann das Tragen einer Chalcedon-Kette bei langen Wanderungen an heißen Sommertagen helfen, weniger Durst zu haben und weniger zu schwitzen. Doch ist der Chalcedon nicht stark genug, wenn es darum geht, ernsthafte Schilddrüsenerkrankungen oder Tumore im Halsbereich zu bekämpfen.

Hierzu bedarf es des Einsatzes starker Heilsteine, wie etwa des Aquamarins, der, als kurze Kette getragen, in vereinzelten Fällen schon wahre Wunder gewirkt hat. Bei Schilddrüsenfehlfunktionen wirkt sich der Aquamarin bei längerem Tragen ausgleichend aus und kann auch bei Zahnschmerzen oder nach Kieferoperationen wirksam eingesetzt werden sowie bei einer Grippe und Erkältungssymptomen, indem man die Kette im Liegen auf die schmerzhaften Stellen wie Nase, Hals oder Zähne auflegt oder um sie herumlegt. Der Aquamarin, der normalerweise ein recht teurer Stein ist, wird oft sehr preiswert als Splitterkette angeboten. Achten sollte man auf eine Verwechslung mit dem blauen Topas, der meist radioaktiv bestrahlt wurde und dadurch beim Tragen direkt an der Schilddrüse sogar eine gegenteilige Wirkung auf diese haben kann, insbesondere wenn sie bereits erkrankt war.

Zwei weitere sehr starke Heilsteine, die man seit einiger Zeit gelegentlich als Ketten findet, kommen beide hauptsächlich aus Indien und sind zumindest vom Namen her den meisten Menschen bekannt: Der Saphir und der Mondstein. Der Saphir, sonst ebenfalls ein eher teurer Schmuckstein, wird nun zu moderaten Preisen als Perlenkette oder in Tropfenform in halbklaren Qualitäten angeboten. Diese Saphire haben zwar nicht die Qualität wie einzeln gefasste Steine, verfügen aber als Kette, die sich aus so vielen Steinen zusammensetzt, über eine geballte Kraft und erzeugen spürbare Wirkung. Der Saphir wirkt durch seinen eher dunkelblauen Farbton kühlend, beruhigend, vergeistigend und inspirierend auf das Gehirn und ist insbesondere hilfreich bei Augen- und Ohrenproblemen.

Der Mondstein hingegen, den es seit einigen Jahren nun ebenfalls zu akzeptablen Preisen in milchiger bis fast klarer Qualität als Perlenketten auf dem Markt gibt, fasziniert den Betrachter durch das wechselnde zarte Farbenspiel eines mondblauen Schimmers auf der Oberfläche der Perlen und sein zartes optisches Erscheinen, das ihn gleich als einen Heilstein ausweist, der eher auf das Gefühlsleben und die emotionale Ebene heilsam einwirkt.

Tatsächlich kam der Mondstein bei Austestungen immer dann als der geeignete Stein heraus, wenn es sich um Menschen handelte, die ihre weibliche, emotionale Seite sehr stark unterdrückten oder nicht leben konnten und einseitig zu sehr „ihren Mann im Leben stehen“ mussten. Dies konnten gestresste Manager genauso wie allein erziehende Mütter sein, aber es war energetisch gesehen eine ähnliche Problematik, und der Mondstein konnte in diesen Fällen auf sanfte Art jeweils dahingehend einwirken, wieder mehr Gefühl zuzulassen, zu spüren, mitzuteilen und zu leben, was oft über längere Zeit vernachlässigt wurde und sich krank machend auswirkte.

Doch kann der Mondstein offensichtlich auch indirekt sehr konkret auf körperliche Beschwerden einwirken, was ich eher zufällig herausfand, als ich hintereinander bei mehreren Seminarteilnehmern, die mich auf ihre Prostata-Beschwerden ansprachen, bei allen eine Mondsteinkette auspendelte, und zwar in gemischten natürlichen Farbtönen, die von grau bis fast orange variierten. Offensichtlich scheinen derlei Beschwerden mit emotionalem Stress, unterbewussten Ängsten oder einfach unausgewogener Gefühlslage zu tun zu haben, da dies der einzige gemeinsame Stein war, der bei allen Ausgetesteten als Ergebnis herauskam. In diesem

Fall musste die Mondsteinkette abechselnd am Hals getragen und dann wiederum in den Schritt gelegt werden, um direkt auf die Prostata einwirken zu können.

Weitere für das Hals-Chakra klassische Steinketten sind der Türkis (Vorsicht vor Fälschungen), der in Tibet als starker Schutzstein gilt, sowie der Lapislazuli. Gerade bei Migräne geplagten Frauen testete ich oft eine Kombination von zwei Ketten aus, die meist sofort Abhilfe schafften. In den häufigsten Fällen waren dies eine kurze Saphir- oder Lapislazuli-Kette, die den Energieüberschuss im Kopf dämpfte und beruhigte, sowie eine lange rote Kette, meist Rubin, Granat, Jaspis oder Koralle, die den Energieüberschuss vom Kopf abzog und das Blut nach unten in den Brustkorb leitete und damit das Energiegleichgewicht wieder herstellte.

Ebenfalls dem Hals-Chakra zuzuordnen wären der Labradorit und der Tansanit, zwei eher seltene Steine, die in letzter Zeit auch als Halsketten vermehrt auf dem Markt auftauchten und starke Heilsteine sind. Der Labradorit, der das Licht von tiefblauen bis goldenen Farbtönen widerspiegelt und ähnlich schimmernd und fast transparent wie der Mondstein ist, wirkt intensiv heilend auf alte karmische Informationen von früheren Verletzungen, die er auflöst. Er balanciert dadurch das emotionale Gleichgewicht aus. Der Tansanit, ein indigoblauer Stein, ebenfalls transparent und mit einem leicht violetten Stich in seiner blauen Farbe, wirkt sehr tief auf geistige Strukturen und das Gehirn ein, was sich harmonisierend auf alle geistigen Prozesse und Bewusstseinszustände auswirkt.

Auch wenn im Halsbereich vornehmlich die blauen Steine zum Einsatz kommen und natürlicherweise dort hingehören, kann es in Einzelfällen auch Ausnahmen geben, die aber nie auf Dauer dort getragen werden sollten. Bei Schilddrüsen-Unterfunktion kann es z.B. angebracht sein, für mehrere Stunden täglich über Wochen eine kurze rote Steinkette zu tragen, die anregend und stimulierend auf die Schilddrüse wirkt. Bei Ausdrucksproblemen, Stottern oder Minderwertigkeitskomplexen mag es angebracht sein, kurze goldgelbe Steinketten zu tragen, die mehr Selbstbewusstsein und Mut zum Ausdruck fördern. Es gäbe noch viele weitere solcher Beispiele, doch sollte dies im Zweifelsfall immer energetisch ausgetestet werden.

Edelsteinketten für Das Herz-Chakra

Wie bereits erwähnt, sollten Ketten, die auf das Herz-Chakra wirken, eine Länge von etwa 60 cm haben, damit sie auch in diesem Bereich aufliegen. Bei allen Lungen- und Herzproblemen, bei Kreislauf-, Blutdruck-, Thymusdrüsen-, Rippen- oder Rippenfellerkrankungen können Ketten, in dieser Länge getragen, oft rasche Linderung, Abhilfe und Heilung verschaffen. Insbesondere bei disharmonischer Gefühlslage, bei unverarbeiteten Gefühlen, wie Wut, Trauer, Enttäuschung, depressivenStimmungen, Minderwertigkeitsgefühlen, übermäßiger Euphorie oder Melancholie, sollte man die Wirkung von Edelsteinketten ausprobieren, anstatt mit Alkohol, Zigaretten oder Psychopharmaka diese Gefühle gewaltsam zu unterdrücken oder sich lange damit zu quälen. Gemäß der Farbenzuordnung zu den einzelnen Chakras bringen hier tatsächlich die grünen und rosa-farbigen Edelsteine den meisten Erfolg und erscheinen bei Austestungen am häufigsten. Doch können auch andersfarbige Edelsteinketten notwendig sein, die man erst einmal gar nicht erwartet. Deshalb möchte ich im Folgenden die wichtigsten und häufigsten Steinketten kurz beschreiben, die für das Tragen auf dem Herz-Chakra in Frage kommen.

Nachdem ich mich über zehn Jahre mit heftigstem allergischen Asthma und chronischer Bronchitis herumquälen musste, brachte mir das kombinierte Tragen von zwei Edelsteinketten rasche Abhilfe und dauerhafte Besserung. Dies waren der grünspanfarbene Malachit sowie der Rosenquarz. Malachit wirkt meist sehr rasch auf alle Arten von Hustenattacken, sei dies eine Bronchitis, Keuchhusten oder Erkältung, sowie bei Verkrampfungen der Bronchien, die auch durch starke unterbewusste

Ängste ausgelöst werden können. Beim Malachit sehen wir, dass bei Heilsteinen auch das homöopathische Prinzip „Gleiches mit Gleichem zu heilen“ zur Wirkung kommen kann, denn vor rund vierzig Jahren wurde in den Edelstein-Schleifereien Idar-Obersteins das Schleifen von Malachit verboten, weil die Schleifer auf Dauer eine Staublunge mit entsprechenden Husten- und Atembeschwerden bekamen. Da dies aber beim Tragen von Malachit natürlich nicht der Fall ist, löst dieser Stein in unserem Körper eine Heilungsreaktion auf genau diese Symptome aus.

Allerdings kann es hierbei, wie bei der Homöopathie, zu einer kurzen Erstverschlimmerung kommen, so dass bei manchen Menschen unterbewusste und unterdrückte Ängste erst einmal richtig hochsteigen (deshalb ist in einem alten Heilsteinbuch fälschlicherweise nachzulesen, dass der Malachit ein „böser“ Stein sei, der einem Angst mache) oder Hustenreize sich noch einmal verstärken könnten. Daher empfehle ich als Ausgleich dazu das gleichzeitige Tragen von Rosenquarz oder einer goldfarbenen Kette, was sich sofort harmonisierend auswirkt und Erstverschlimmerungen erträglich macht oder gar nicht erst aufkommen lässt.

Der Rosenquarz schenkt ein Gefühl von Geborgenheit, Angenommensein und Geliebtwerden und ist die wichtigste Steinkette für einsame Menschen, wenn man unter seelischem Schock steht, bei Trauer über den Verlust eines geliebten Menschen oder Tieres oder wenn man sich ungeliebt, allein, verlassen und verloren fühlt. Er ist zwar kein körperlich stark wirkender Heilstein, dafür aber ein wirklicher Seelentröster, der schon vielen Menschen in dunklen Stunden Trost, Geborgenheit, Heilung und die Fähigkeit zur Selbstliebe geschenkt hat.

Der goldgelbe Citrin hingegen gibt uns mehr Selbstwertgefühl, wenn unser Selbstbewusstsein stark angeschlagen ist, und kommt häufig bei allergischen Reaktionen zur Anwendung.

Ein weiterer äußerst wichtiger grüner Heilstein ist der Smaragd, der nun seit einigen Jahren ebenfalls zu erschwinglichen Preisen als Kette erhältlich ist. Er hilft sehr stark, unverarbeitete Trauer zu leben und zu heilen, und viele Menschen mussten spontan weinen, wenn sie sich eine Smaragd-Kette umhängten, und fühlten sich nach einiger Zeit seelisch wie

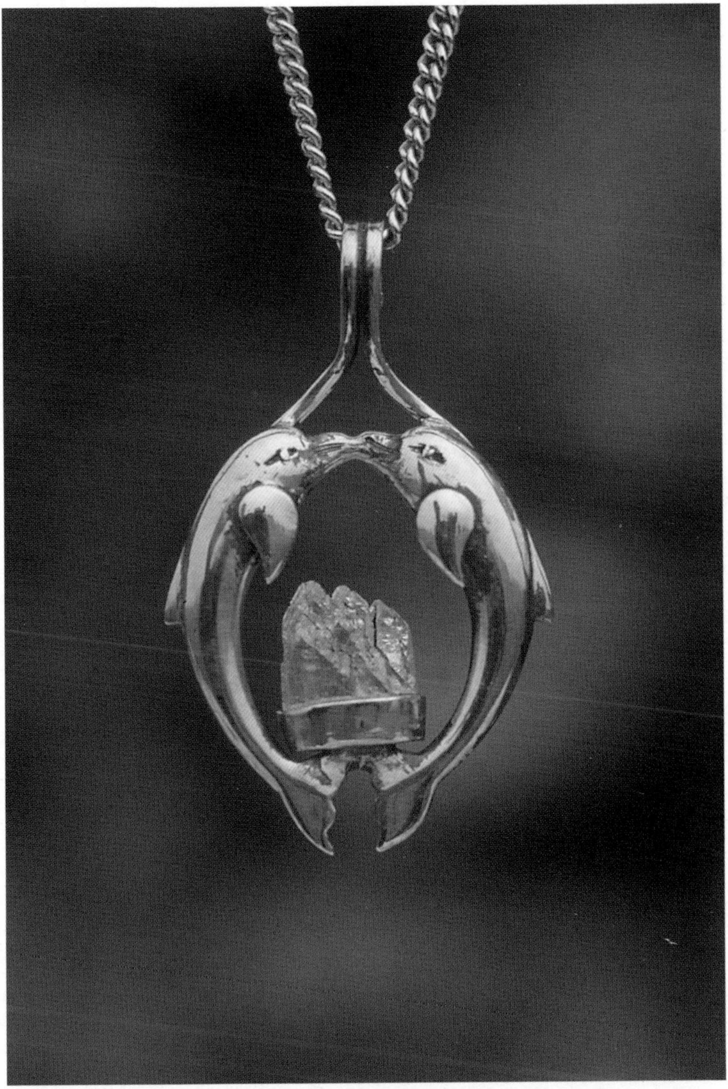

Foto 1: Zwei Delphine in Silber mit eingefasstem Apophyllit-Drillingskristall.

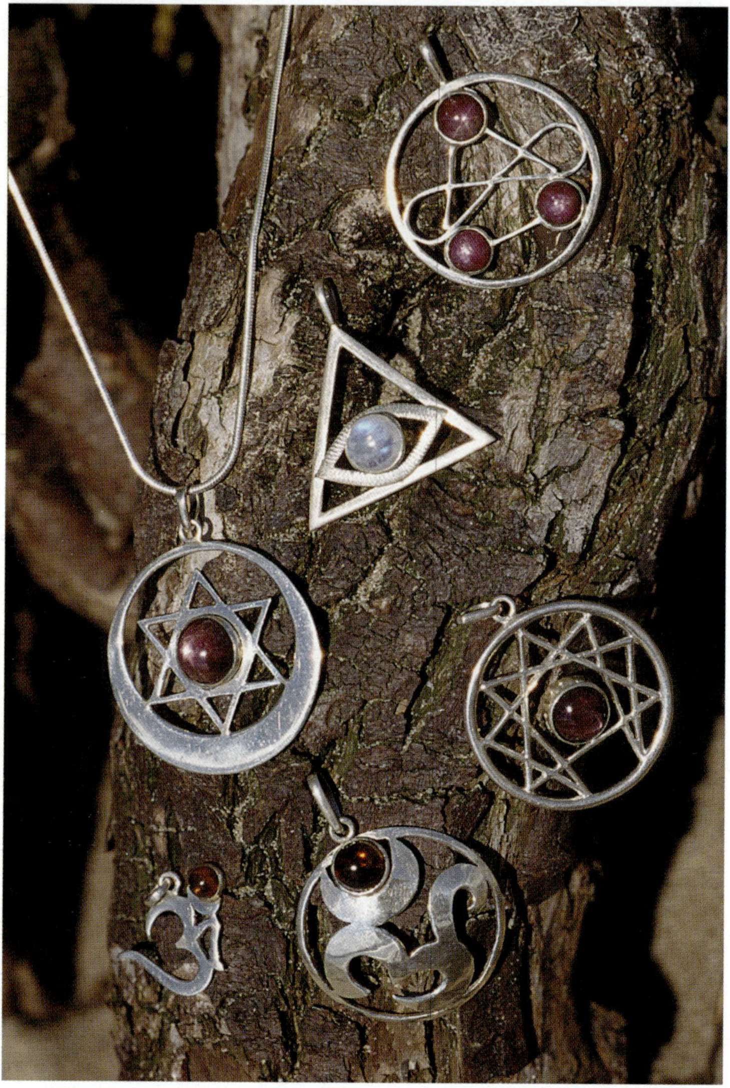

Foto 2: Diverser Silberschmuck mit gängigen spirituellen Symbolen. Von oben nach unten: Unendlichkeits-Acht in Pyramide mit Sternrubinen; Gottes-Auge in Pyramide mit Mondstein; David-Stern mit Sternrubin; Enneagramm mit rosa Turmalin; OM-Zeichen mit Citrin; OM-Zeichen mit Granat.

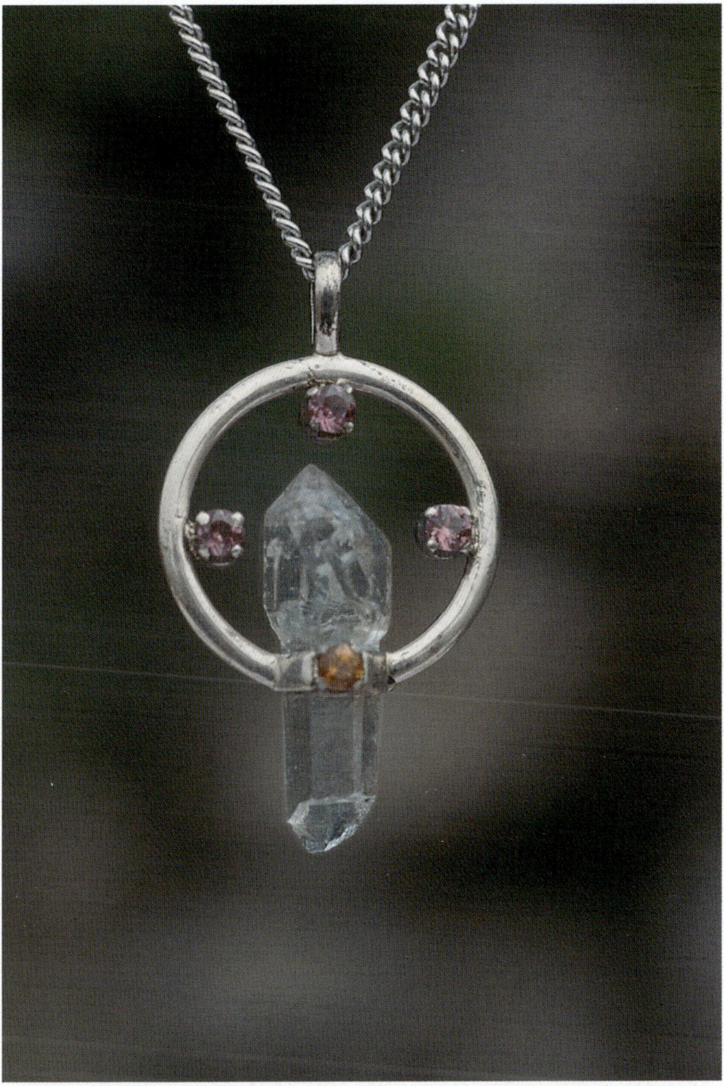

Foto 3: Seltener Zepter-Quarzkristall mit rosa Turmalinen und Goldtopas in einer Phantasieform, die gleichzeitig das keltische Kreuz sowie das ägyptische Ankh-Zeichen beinhaltet.

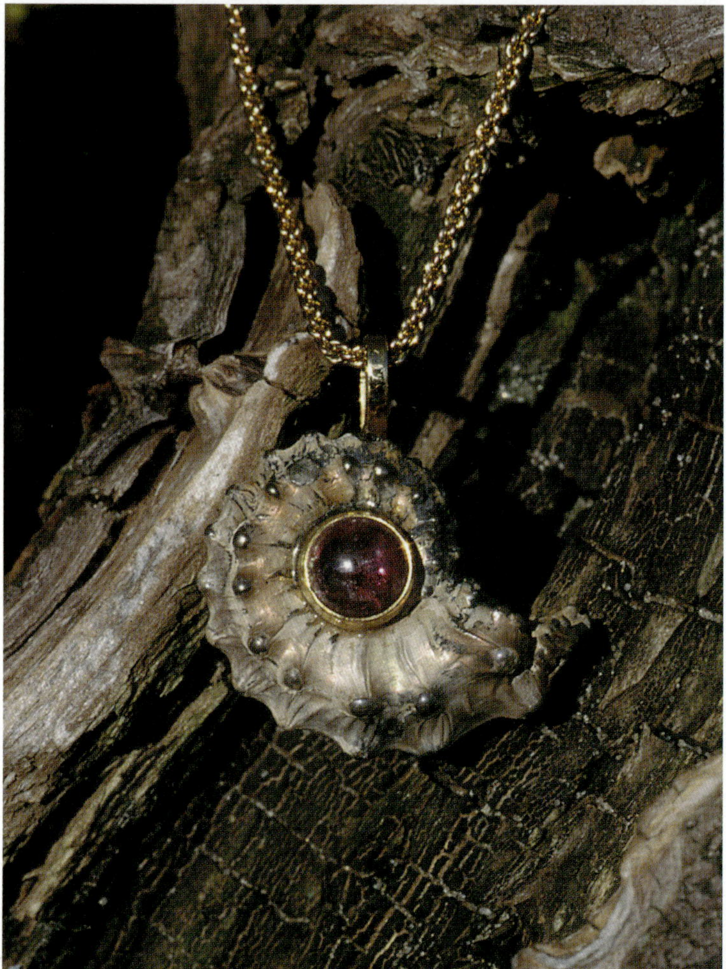

Foto 4: Natürliche Spiralform eines versteinerten und gleichzeitig opalisierten Ammoniten mit rotem Turmalin im Zentrum.

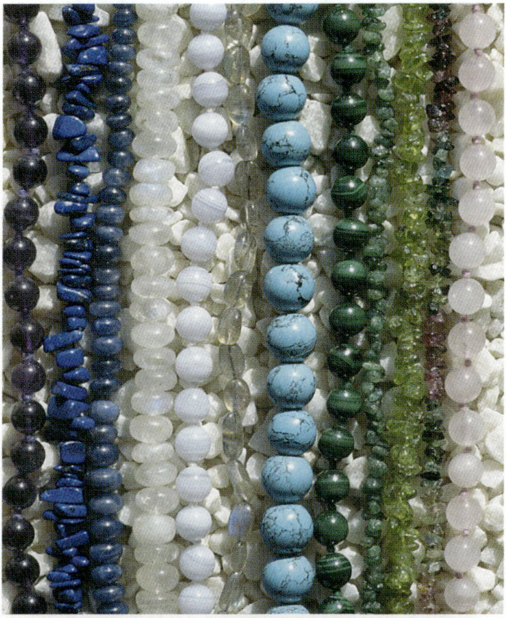

Foto 5: Auswahl von klassischen Heilstein-Ketten im Farbenverlauf der Chakras. Von links nach rechts: Amethyst, Lapislazuli, Saphir, Mondstein, Chalcedon (blauer Bänderachat), Labradorit, Türkis, Malachit, Smaragd, Peridot (Olivin), rosa und grüner Turmalin, Rosenquarz.

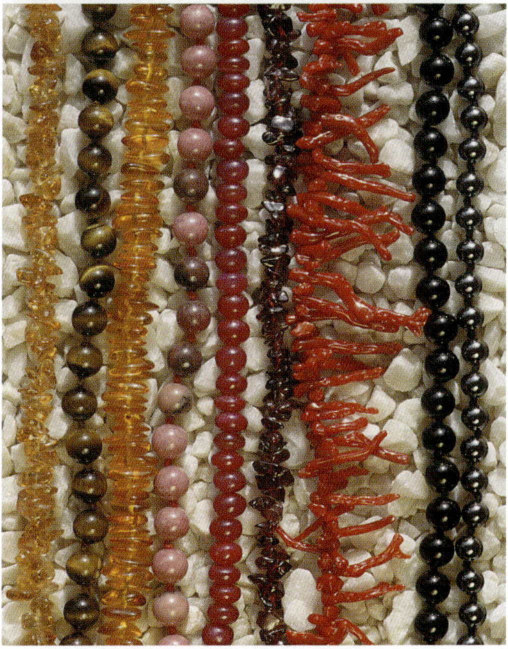

Foto 6: Klassische Heilstein-Ketten. Von links nach rechts: Citrin (Quarz), Tigerauge, Bernstein, Rhodonit, Rubin, Granat, rote Koralle, Onyx, Hämatit.

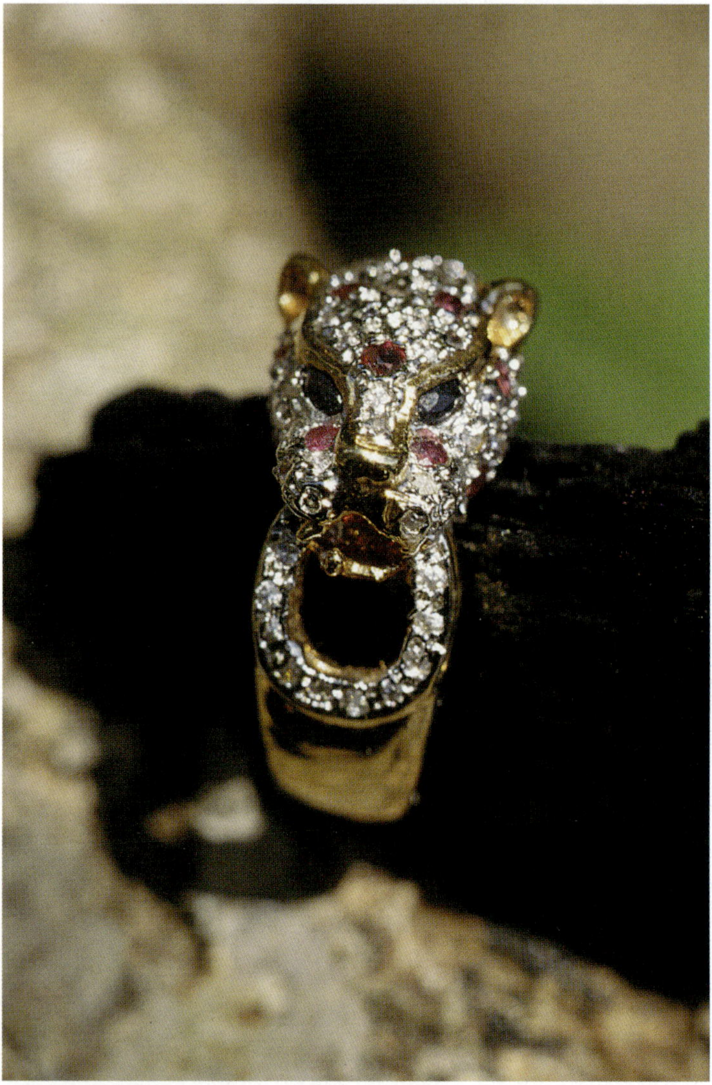

Foto 7: Fingerring in filigraner Goldschmiedearbeit, der einen Leopardenkopf aus Silber, Gold, Saphiren, Rubinen und winzigen Diamanten darstellt.

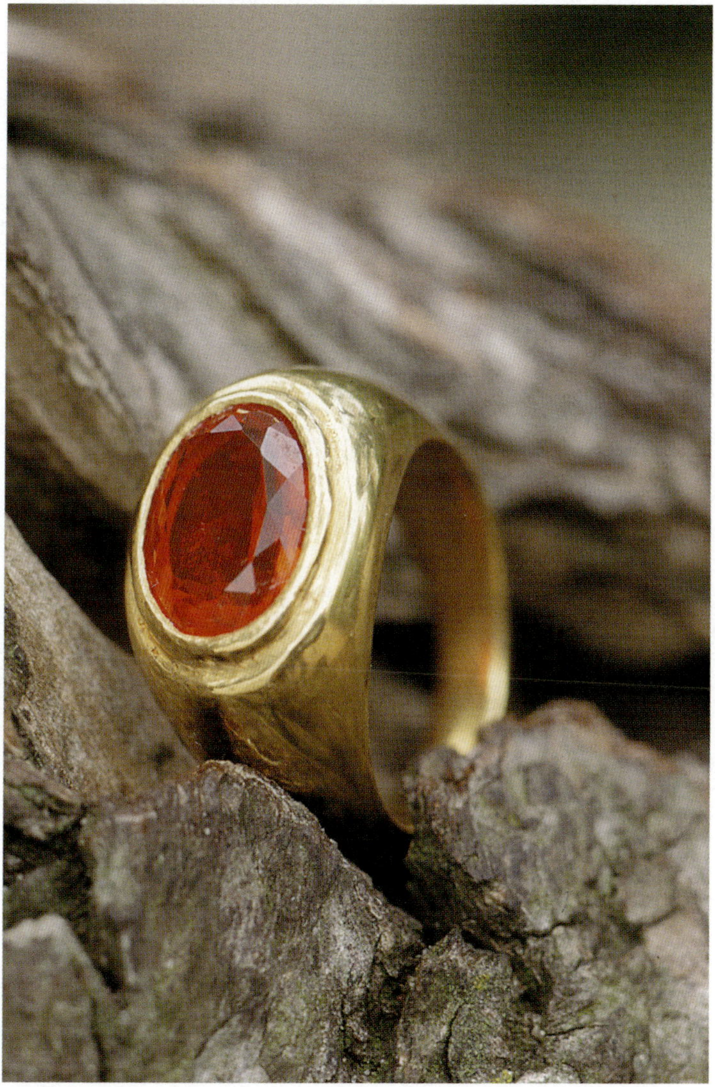

Foto 8: Massiver Fingerring aus reinem Feingold (24 Karat) mit eingefasstem facettierten Feueropal.

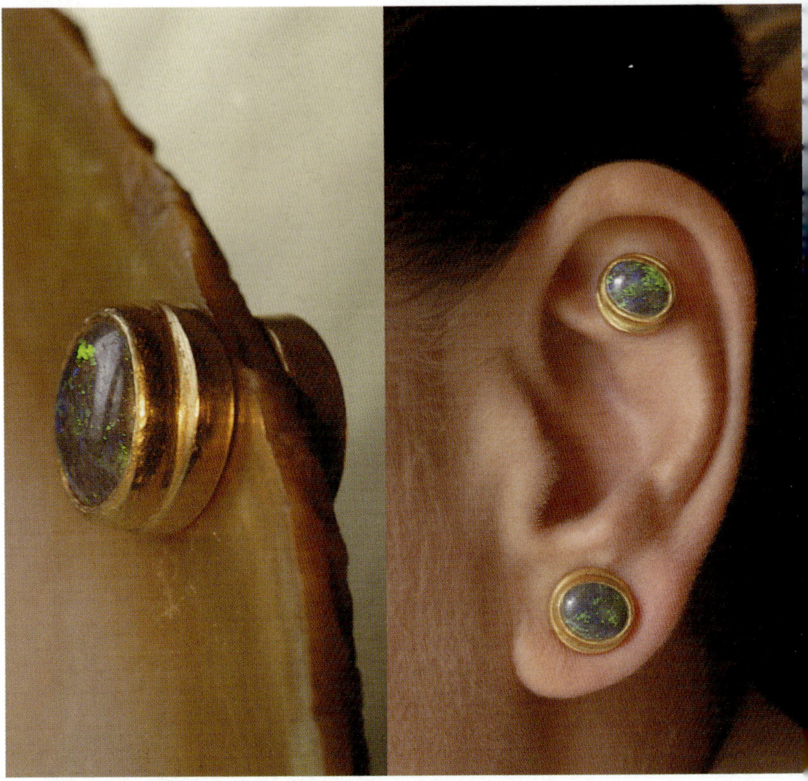

Foto 9 + 10: Auf diesen Fotos sind die im Text beschriebenen Magnet-Ohrringe in ihrer Funktionsweise an einer Muschel abgebildet sowie die Einsatzmöglichkeiten am Ohr. Bei den eingefassten Steinen handelt es sich um schwarz-grüne Opale.

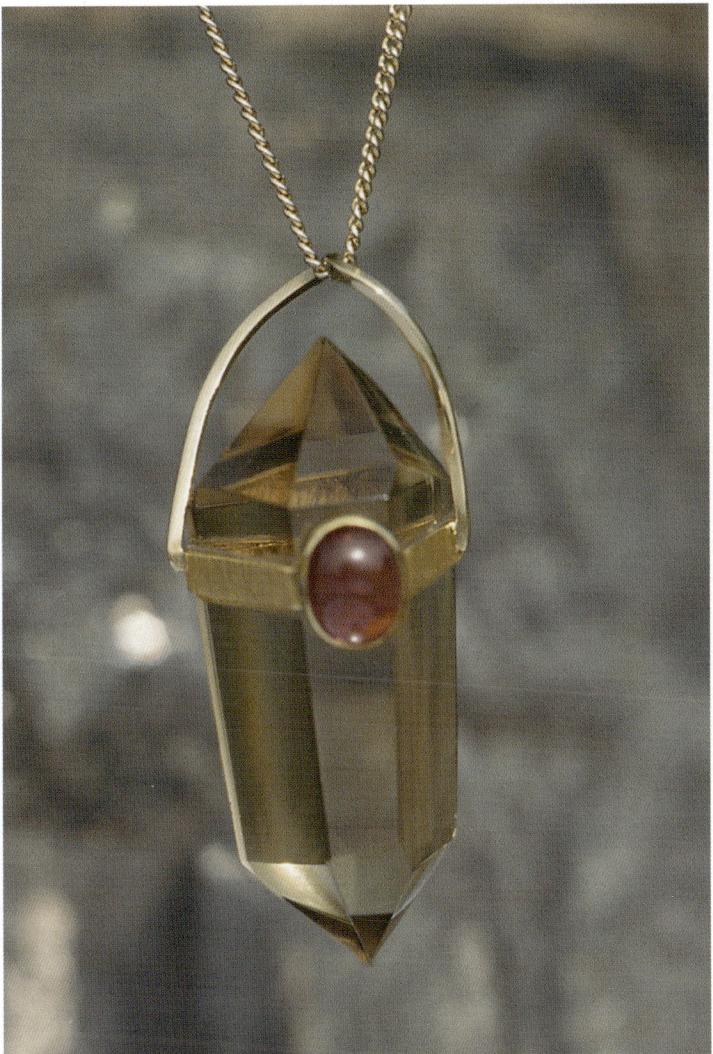

Foto 11: Gold-Anhänger eines doppelendigen Citrin-Quarzes mit rosa Turmalin.

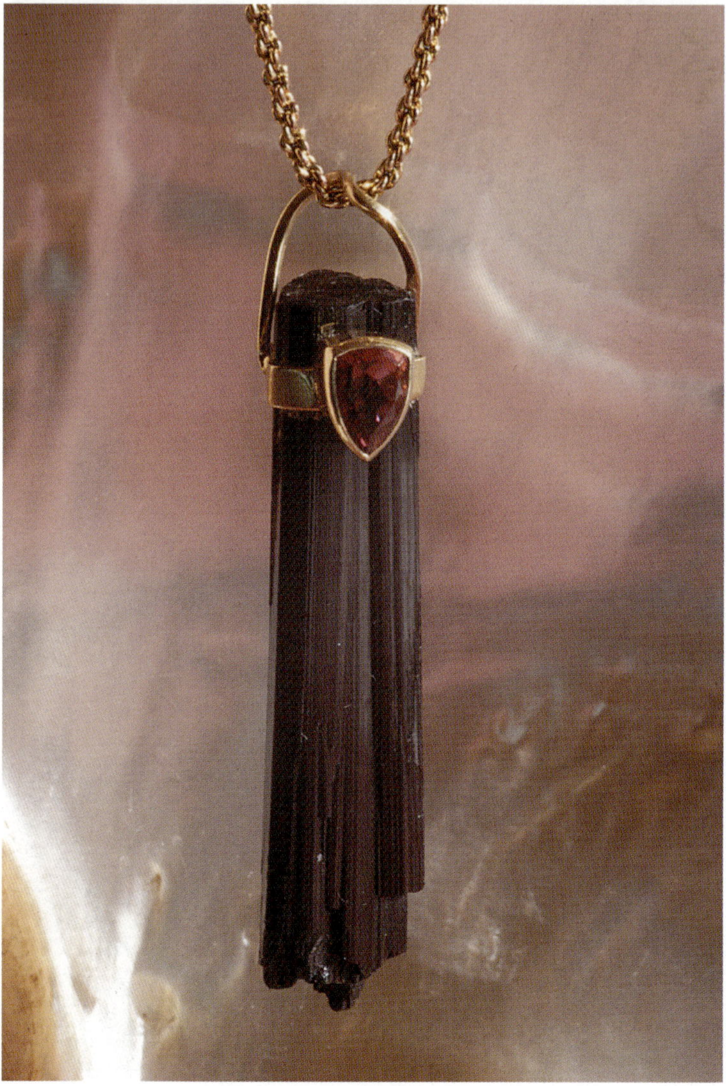

Foto 12: Gold-Anhänger eines weinroten facettierten Turmalins auf natürlich gewachsenem schwarzen Turmalin-Kristall.

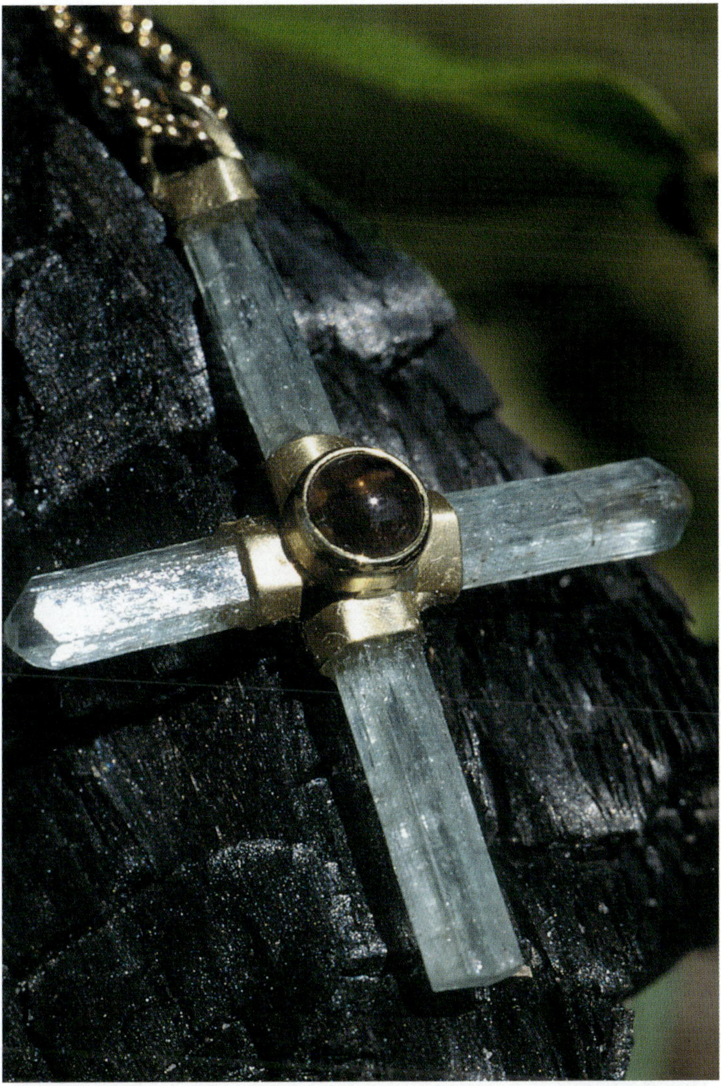

Foto 13: Kreuz aus vier natürlich gewachsenen Smaragd-Kristallen mit zentralem roten Turmalin.

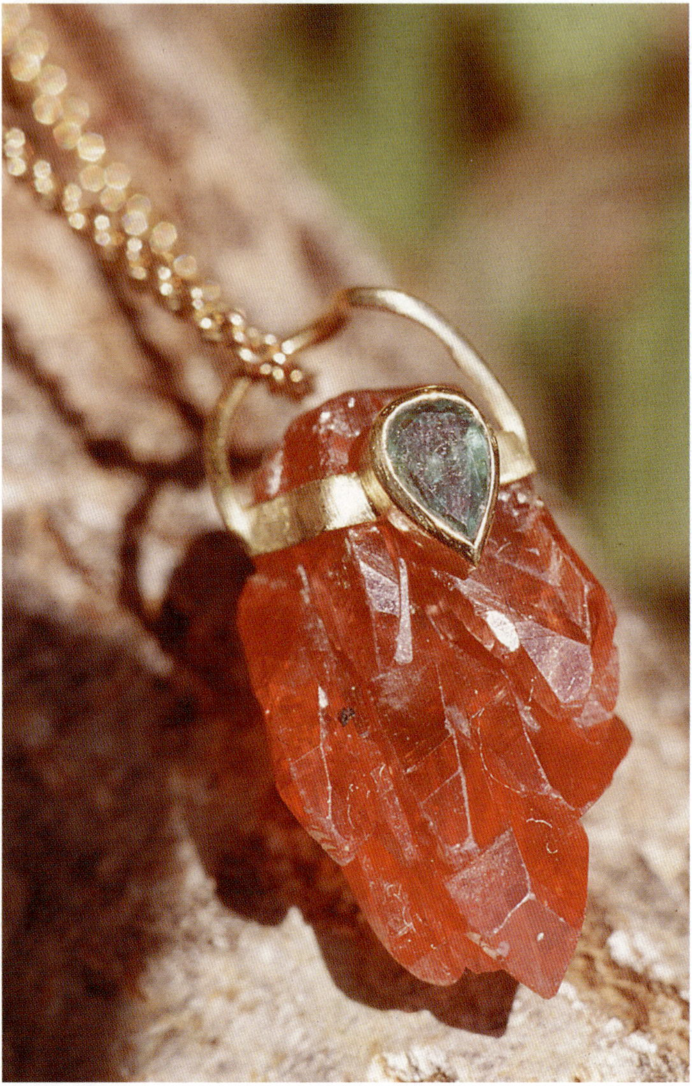

Foto 14: Sehr seltener, natürlich gewachsener Rhodochrosit-Kristall mit Smaragd in Gold.

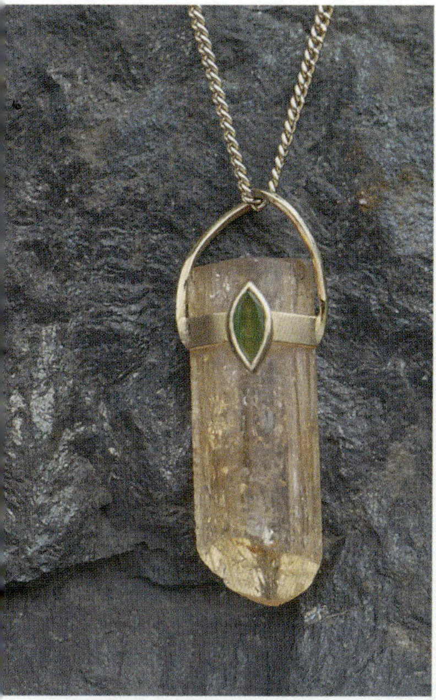

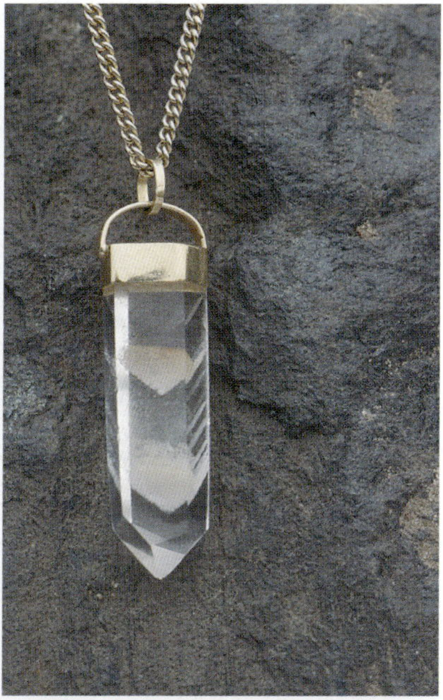

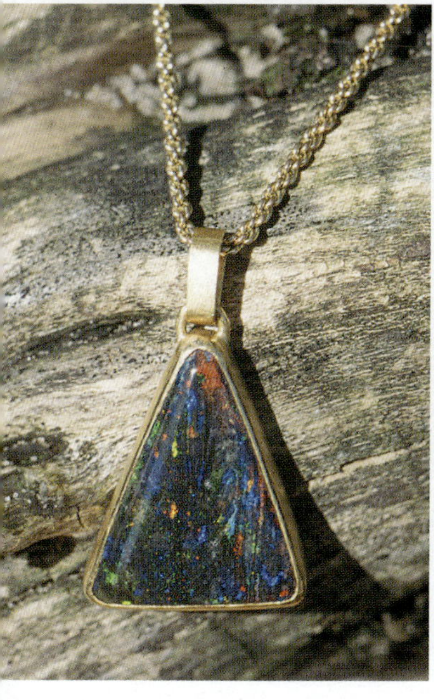

Foto 15: Smaragd auf natürlich gewachsenem Goldtopas-Kristall in Gold.

Foto 16: Bergkristall mit eingeschlossenen Mehrfach-Phantomen in Gold.

Foto 17: Anhänger eines in Gold gefassten, äußerst seltenen schwarzbunten Opals.

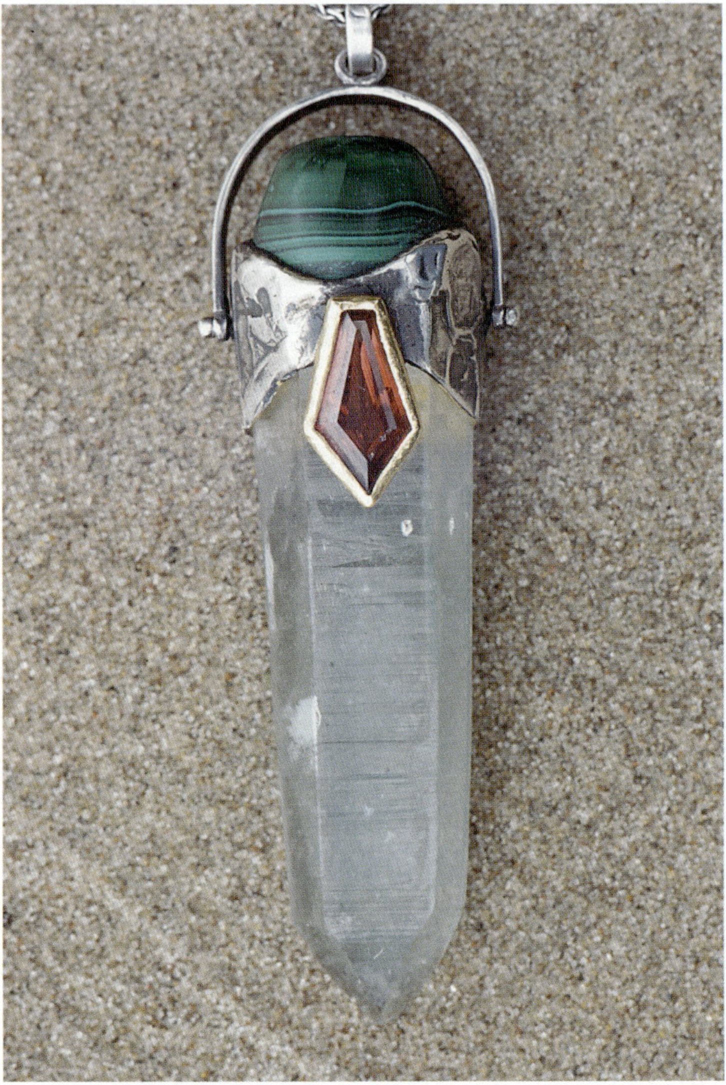

Foto 18: Königlicher Heilstein-Anhänger aus großem Naturkristall eines grünlichen Bergkristalls, großen facettierten Granats und einem Trommelstein aus Malachit in geschwärztem Silber.

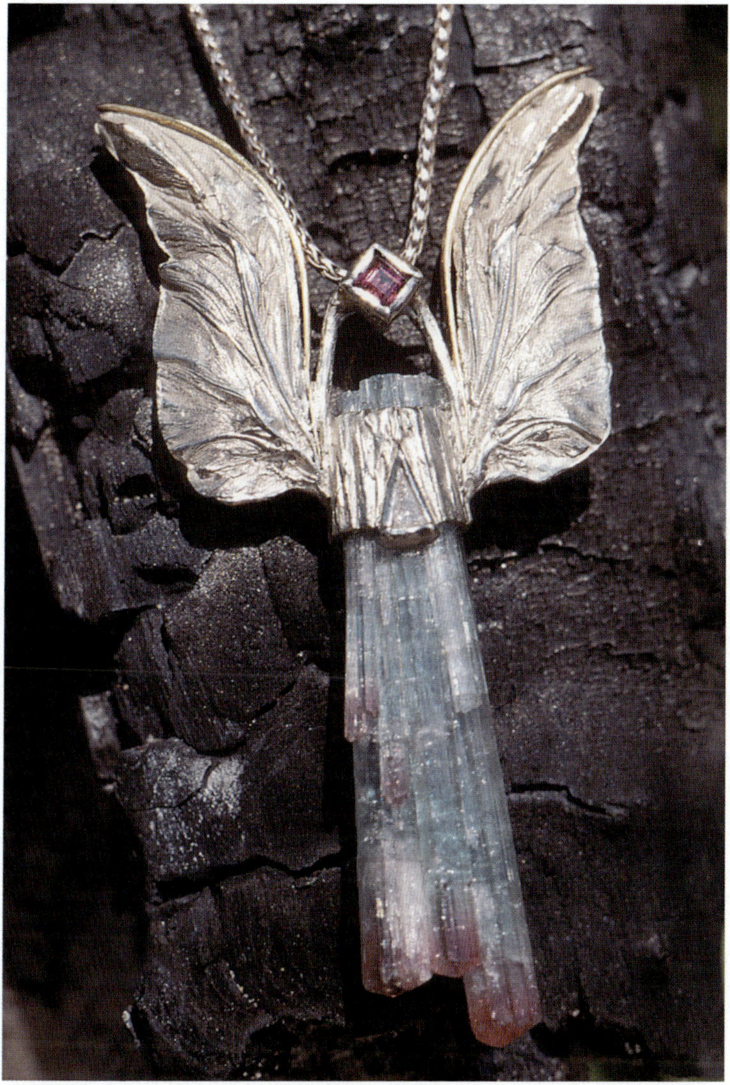

Foto 19: Königlicher Schmuck-Anhänger eines blumig gewachsenen blauen Turmalins mit mehrfachen rosa Spitzen, eingefasstem Rubin und dreieckigem Diamanten in Weißgold, der als Original-Abdruck von den Flugschwingen eines Hirschkäfers abgenommen wurde und insgesamt an die Darstellung eines Engels erinnert.

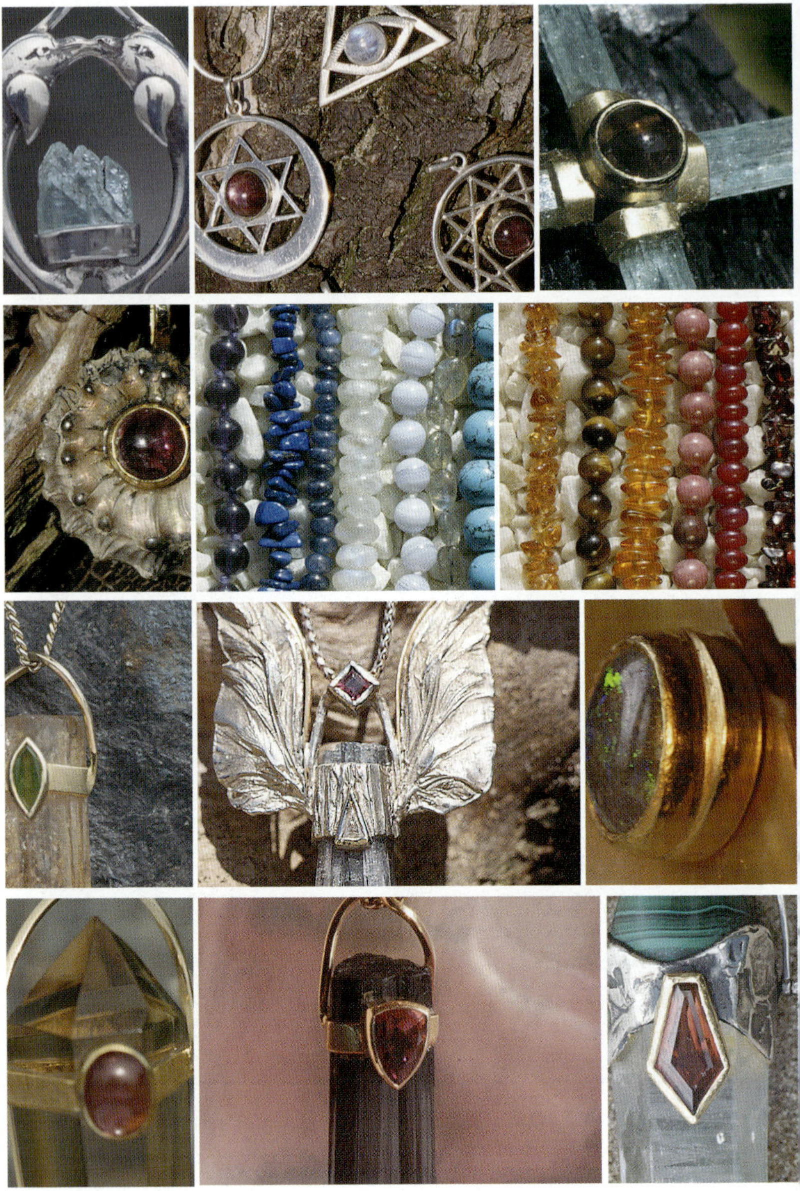

erlöst von einem ständigen Druck, den sie auf dem Herzen oder auf dem Brustkorb verspürten. Deshalb ist es wichtig zu verstehen, dass die meisten Erkrankungen im Herz/Lunge-Bereich psychosomatisch durch jahrelange belastende Gefühle hervorgerufen werden, die nicht verarbeitet wurden.

Liegt bereits eine physische Schwächung oder Erkrankung des Herzens oder der Lunge vor, ist es meist der Rhodochrosit, der, als Kette getragen, kräftigend, aufbauend und geweberegenerierend wirkt. Dieser rosa-fleischfarbene, undurchsichtige Stein mit seinen weißen Bändern und Kringeln ist allerdings als Kugelkette wegen seiner Seltenheit recht teuer; und man kann deshalb in Erwägung ziehen, an seiner Stelle den preiswerteren, ähnlich aussehenden Rhodonit zu tragen, der sich durch seine schwarz-grauen Flecken und Bänder und weniger fleischfarbenes, sondern mehr pastellfarbenes Rosa unterscheidet.

Quälen wir uns schon lange mit chronischen Erkrankungen oder seelischen Belastungen herum und alle bisherigen Heilungsversuche oder Therapien haben bisher nicht den gewünschten Erfolg gezeigt, so ist es oftmals der Turmalin, der hier zu einem wahren Durchbruch verhelfen kann. Nach langer Stagnation und Frustration, bei körperlichen Beschwerden oder immer wiederkehrenden psychischen Mustern und Erfahrungen lässt sich so endlich eine Veränderung herbeiführen, die einen Fortschritt erkennbar macht. Turmalin-Ketten kommen fast immer als gemischte Ketten in den häufigsten Turmalinfarben auf den Markt, nämlich grün, rosa, blau und schwarz. Sie haben dadurch eine sehr starke Wirkung,da schwarz belebt und energetisiert, während blau unverarbeitete Gefühle zum Ausdruck und Erkennen bringen kann. Da alle Anteile aber vom selben Mineral, dem Turmalin, abstammen, ist diese Mischung nicht nur vertretbar und heilsam, sondern kann auch in Einzelfällen als sehr heftig und intensiv empfunden werden. In solchen Fällen sollte man sich durch stundenweises Tragen erst langsam an die Kette gewöhnen.

Ich erinnere mich an einen Fall, als eine Frau die von mir ausgetestete Turmalin-Kette fast in den Rhein geworfen hätte, da sie ihr anfangs schier unerträglich wurde und sie dachte, die Kette sei vielleicht „verhext“. Nach nur wenigen Tagen ging es ihr aber schon merklich besser, und als sie zu mir kam, um sich über die Wirkung der Kette zu beschweren, hatte sie bereits ihren „Durchbruch“ durch alte Gefühlsmuster erfahren und die Kette lieb gewonnen.

Grundsätzlich sollte man sich deshalb immer vergegenwärtigen, dass Heilung nicht immer nach dem Lustprinzip verläuft, also nicht immer nur schön und angenehm sein muss! Ein wichtiges Energiegesetz bei natürlichen und alternativen Heilmethoden besagt deshalb: „Heilungsenergie bringt alles hoch, was ihrem freien Fluss im Wege steht. Und alles, was hochkommt, ist auf dem Weg nach draußen, um losgelassen zu werden!“ Die Erinnerung an diese zwei Sätze half mir so manches Mal, bei meiner eigenen Selbstheilung nicht aufzugeben, sondern aufkommenden „Psycho-Schrott“ sowie alte, bekannte körperliche Symptome, die sich plötzlich noch einmal vehement meldeten, anzunehmen und diesen Prozess auch als Heilung zu begreifen, was nicht immer leicht fällt, wenn man sich gerade mittendrin befindet.

Es gibt noch weitere wichtige Ketten für den Einsatz in Höhe des Herz-Chakras. Blutdruckprobleme können durch das Tragen der richtigen Steinketten oft rasch ausgeglichen werden, indem man bei niedrigem Blutdruck tagsüber phasenweise rote Ketten trägt, wie Granat, Rubin, Spinell oder rote Koralle. Diese müssen jedoch lang genug sein, um bis zum Herzen zu reichen, und sollten nicht ständig getragen werden, da sie sonst gereizt, nervös und überaktiv machen können und den Blutdruck sogar zu hoch treiben können. Bei ständiger Ermüdung oder Erschöpfung können sie jedoch bereits binnen weniger Minuten Abhilfe schaffen.

Mehrere Frauen schwärmten mir von der energetisierenden Wirkung solcher roter Ketten vor, wenn sie etwa am Samstagmorgen müde und erschöpft von der Woche sich an den Hausputz machen mussten und diese Ketten ihnen zu regelrechtem Schwung und Elan verhalfen.

Umgekehrt bewirken blaue Ketten, wie der Lapislazuli oder Chalcedon, die Senkung eines zu hohen Bluckdrucks, doch kann zu langes Tragen wiederzum zu Müdigkeit und zu niederem Blutdruck führen. Gewöhnen Sie sich deshalb an, alle Ketten nur für Stunden täglich zu tragen und selbst zu spüren, wann es Zeit ist, sie wieder abzulegen.

Kreislaufprobleme und Schwindelgefühle beim Bücken verschwanden am häufigsten durch das Tragen von Hämatit-Ketten. Dieser silbrig-metallig farbene Stein wurde in den letzten Jahren als Steinkette der Modestein schlechthin und ist überall preiswert zu erhalten. Anhand von plötzlich weit verbreiteten Modesteinen können wir die grundsätzliche Problematik ganzer Bevölkerungsschichten erkennen, denn am Beispiel des Hämatit, der sehr eisenhaltig ist, findet man einen Hinweis auf einen weit verbreiteten Mineralienmangel bei vielen Menschen, den Ernährungsforscher bestätigen, da unsere Nahrung immer mehr denaturiert ist, die Böden ausgelaugt und Obst und Gemüse nur chemisch aufgebläht wird, weshalb es nur noch einen Bruchteil der Vitamine und Mineralien enthält, über die es vor vierzig Jahren verfügte.

So leiden gerade Frauen durch ihre Monatsblutungen häufig an Eisen- und Mineralienmangel und fühlen sich automatisch zum Hämatit hingezogen. Besonders nach mehreren Schwangerschaften, wo der Mutter über Jahre hinweg ständig Mineralien zum Aufbau des Embryos entzogen werden, macht sich dies durch ständige Müdigkeit, Lustlosigkeit, Erschöpfung, Gereiztheit und blasses Aussehen bemerkbar. In all diesen Fällen kamen bei meinen Austestungen immer der Hämatit und rote Koralle oder Granat als passende Steinketten heraus, und nicht selten verwandelte sich eine solche erschöpfte und blasse Mutter innerhalb weniger Minuten in ein aufgestelltes, fröhliches Wesen mit rosaroten Wangen und Farbe im Gesicht. Zwar verhelfen Hämatit und Koralle durch ihre energetischen Impulse dem Körper dazu, mehr Mineralien aufzunehmen, doch empfiehlt es sich in den genannten Fällen, parallel dazu auch über mehrere Monate hochdosierte Vitamin- und Mineralienpräparate einzunehmen, damit der Körper seine Depots wieder auffüllen kann.

Auch viele Gelenk-, Rücken- und Knochenprobleme, wie Osteoporose oder Arthritis, rühren daher, dass bereits viele Mineralien aus den Knochen abgebaut wurden und diese dadurch brüchiger, schneller abgenutzt, porös oder arthritisch werden, wie man es oft bei alten Menschen erlebt. Hier kann die Koralle, als Kette getragen, wertvolle Hilfe leisten, und wieder erkennt man das Resonanzprinzip in der Wirkung der Steine, denn die

Koralle war einst das Knochengerüst des Meerespolypen. So verwundert es auch nicht, dass gerade die rote Koralle der wichtigste Heilstein bei Leukämie (Blutkrebs) ist, wenn man bedenkt, dass die roten Blutkörperchen im Knochenmark gebildet werden.

Um in Herzhöhe getragen zu werden, erscheinen alle schwarzen Steinketten erst einmal untypisch als Farbe und schrecken manche Frauen sogar vom Tragen ab, was bedauerlich ist; denn alle schwarzen Steine wirken physisch meistens angenehm, da sie wärmen und die Durchblutung fördern sowie bei Erschöpfungszuständen schnell Abhilfe schaffen können. Häufig angebotene Ketten sind der pechschwarze Onyx, der wärmt und belebt, sowie der von weißen Flöckchen durchsetzte Schneeflocken-Obsidian, der die Sauerstoff-Aufnahme des Körpers fördert und ebenfalls anregend und energetisierend wirkt. Auf schwarze Koralle sollte man möglichst verzichten, obwohl sie natürlich ein hervorragender Heilstein ist, da sie durch den Raubbau vom Aussterben bedroht ist und dadurch auch sehr viel Geld kostet.

An dieser Stelle sollte noch die Familie der Quarze Erwähnung finden, auch wenn diese ausführlich im Kapitel über Heilstein-Anhänger abgehandelt werden, da es gerade von den Quarzen oft schöne und relativ preiswerte Steinketten im Angebot gibt. Der klare und farblose Bergkristall wirkt als Steinkette erfrischend und belebend, reinigend und klärend auf allen Ebenen und hilft dadurch, den eigenen Weg geradliniger und strukturierter gehen zu können sowie emotional stabiler zu werden, während der violette Amethyst Veränderungs- und Transformationsanstöße auf seelischer wie körperlicher Ebene auslöst, wenn Entwicklungen und geistige Flexibilität stagnieren oder festgefahren sind. Er ist deshalb einer der wichtigsten Heilsteine in der alternativen Krebs-Therapie und gerade als über den Brustkorb reichende Kette am effektivsten, wenn man bedenkt, dass viele Tumore sich im Brust- und Lungenbereich festsetzen. Auch ist er ein starker Schutzstein gegen Aggressivität und gewalttätige Angriffe, wie bereits Hildegard von Bingen vor Jahrhunderten bemerkte. Der Amethyst gilt auch als Stein der Gottesverbindung und hilft dabei, einen geistigen Weg zu gehen sowie die Anbindung an den göttlichen Urquell in sich wiederzufinden.

Der schwarze Rauchquarz hingegen wirkt wie die anderen schwarzen Steine belebend, wärmend, aktivierend und ist ein Schutzstein gegen bösartige Energien oder schwarzmagische Angriffe. Allerdings kann Rauchquarz, als Kette getragen, als zu intensiv empfunden werden. Daher ist eher anzuraten, ihn als Anhänger zu tragen.

Gerade für den Bereich des Herz-Chakras kämen noch etliche interessante Heilsteine in Frage, doch sollen hier abschließend nur noch drei grüne Heilsteine erwähnt werden, die gelegentlich als Steinketten angeboten werden. Zum einen handelt es sich um den Moosachat, der durchleuchtet an in Quarz eingeschlossenes Moos erinnert. Er stärkt das Herz und den Kreislauf, hilft bei Virusinfektionen und Entzündungen, sensibilisiert die Wahrnehmung für Energien und verstärkt die Liebe zur Natur sowie die eigene Natürlichkeit.

Ein weiterer wichtiger Quarz ist der Grün-Quarz oder auch Aventurin genannt. Er kann sich heilend auf die Gefühle, Nervenprobleme, auf Allergien und Hauterkrankungen auswirken und ist eher ein sanfter Heilstein, der Ruhe und Gelassenheit schenkt.

Der grasgrüne Peridot, auch Olivin oder Chrysolith genannt, ist vielen Menschen von einem Besuch auf der Kanaren-Insel Lanzarote bekannt, wo man ihn zwischen dem schwarzen Vulkangestein finden kann. Dieser Stein wirkt sehr stark entgiftend und reinigend und kann damit auch bei Ekzemen, Hautausschlägen und Akne eingesetzt werden. Auch bei Herzschmerzen, Lungen- oder Herz-Problemen wirkt er stärkend. Im Laufe der Zeit fiel mir auf, dass ich ihn öfter bei Austestungen auspendelte, bei denen die Betroffenen bereits Tumore im Entstehungsstadium hatten, die durch Chemikalien- und Umweltgiftbelastung hervorgerufen wurden, was wiederum auf seine reinigende und entgiftende Wirkung hinweist.

Edelsteinketten für das Solarplexus-Chakra

Der Bereich des Solarplexus und der oberen Verdauungsorgane ist das dritte und tief liegendste Chakra, das beim Tragen von Edelsteinketten energetisch positiv beeinflusst werden kann und bei vielen Menschen Störungen aufweist, die auf Dauer zu ernsten gesundheitlichen Beschwerden führen können. Wie auch bei den höher liegenden Chakras, sollten Steinketten bis auf diesen Bereich herabhängen, um eine direkte Einwirkung zu erzielen. Deshalb sollten sie 80 cm lang sein, was im Übrigen die längste handelsübliche Länge von Steinketten ist.

Der Solarplexus ist das Energiezentrum, das mit der Willensenergie, der Schaffenskraft, dem Optimismus und Selbstvertrauen in Verbindung steht, und wird, im positiven Sinne gemeint, auch das Ego-Zentrum genannt. Hier sind unsere Charakterstärken und Persönlichkeitsmerkmale im Wesentlichen energetisch verankert. Dieses Energiezentrum steht in direkter Verbindung zum Magen und den oberen Verdauungsorganen und ist deshalb zuständig, wenn man auf Beschwerden des Magens, der Leber und Gallenblase, der Bauchspeicheldrüse und des Dünndarms einwirken will. Wenn in diesen Bereichen Beschwerden oder Erkrankungen auftreten, liegen ihnen meistens drei Faktoren zu Grunde, nämlich falsche, einseitige und ungesunde Ernährung, der Konsum von Genussgiften, wie Kaffee und Zigaretten, oder ein Medikamentenmissbrauch, und drittens im psychosomatischen Zusammenhang das Vorhandensein von tief sitzenden Schuld- oder Minderwertigkeitsgefühlen, unverarbeiteten emotionalen Schocks oder Situationen, die im wahrsten Sinne des Wortes "nicht verdaut" wurden. Diese drei Faktoren können nicht nur das seelische Befinden massiv aus dem Gleichgewicht bringen, sondern auf Dauer auch ernsthafte Erkrankungen der Verdauungsorgane hervorrufen. Wie stark psychische Belastungen sich hier niederschlagen können, drücken ja bereits bekannte Sprüche des Volksmundes aus, wenn es heißt, jemandem ist etwas „auf den Magen geschlagen“, „jemand ist sauer“ (Magenübersäuerung durch Stress, Wut und Enttäuschung), „eine Laus ist über die Leber gelaufen“ und ähnliche Redensarten. Doch können starke seelische Belastungen nicht nur Erkrankungen wie Magengeschwüre, Magenkrebs, Diabetes, Gallensteine und Leberleiden hervorrufen, sondern auch psychisch einen Menschen so krank machen, dass er depressiv, antriebslos und lustlos wird, keinerlei Lebensfreude oder Bewegungsdrang mehr empfindet und sich wie gelähmt fühlt. Im Extremfall kann dies sogar bis zum Selbstmord führen, weil solche Menschen keinen Ausweg mehr sehen, das Leben als reine Belastung und Kampf empfinden und innerlich so stark unter Spannung stehen, dass sie keine andere Lösung mehr erkennen, um diesem seelischen Druck entfliehen zu können. Da es in Deutschland laut Statistik in jedem Jahr bereits mehr Selbstmörder als Verkehrstote gibt, wäre es wichtig, dieses Thema nicht mehr zu verdrängen, sondern ihm zumindest genauso viel Aufmerksamkeit zu schenken wie der Verkehrssicherheit, was aber leider nicht der Fall ist.

In diesen Fällen können manchmal wahre Wunder bewirkt werden, wenn Menschen lange, bis auf den Solarplexus hängende Edelsteinketten in goldgelben Farben tragen, die diesem Energiezentrum zugeordnet werden. Da ich selbst durch jahrelange schwerste Depressionen gegangen bin, denen massive seelische Verletzungen und Schocks zugrundelagen, und die wohltuende, entspannende und positive Wirkung solcher Edelsteine und Ketten erfahren habe, bin ich sogar der Ansicht, dass potentielle Selbstmörder sich nichts antun könnten, wenn sie zum Zeitpunkt der Gefährdung etwa eine goldgelbe Citrin- oder Rosenquarz-Kette (Selbstliebe!) tragen würden.

Man muss jedoch keine seelischen Belastungen mit sich herumtragen oder an Verdauungsbeschwerden leiden, um solche goldfarbenen Steinketten einfach nur als angenehm, erheiternd, wärmend und seelisch aufbauend zu empfinden, insbesondere in der sonnenarmen Herbst- und

Winterzeit, wenn das goldgelbe Sonnenlicht fehlt und sogar gesunde Menschen gelegentlich in eine Winterdepression verfallen. Die einzige Ausnahme, bei der ich vom Tragen goldgelb-farbener Ketten abraten würde, wären sehr manische Menschen, die ständig in Euphorie, überzogenem Selbstbewusstsein bis Größenwahn schwelgen, sich viel zu viel zutrauen und es sich deshalb auch zumuten, die andere in ihrer Selbstüberschätzung und ihrem Missionseifer ständig überrollen und kaum zu Wort kommen lassen und ihre Willenskraft und Ausstrahlung häufig missbrauchen. Diese Menschen benötigen eher beruhigende, vergeistigende und abkühlende Heilsteine als Ausgleich. Leider gibt es in diesem Farbton nicht viele Heilsteine, die als Ketten auf dem Markt angeboten werden, doch sind die wenigen Vertreter dieser Farben alle sehr wirkungsvoll und sollen hier deshalb im Einzelnen kurz beschrieben werden.

Als Erstes wäre der Bernstein zu nennen, der eigentlich ein versteinertes Harz urzeitlicher Bäume darstellt und seit dem Mauerfall in reichlicher Auswahl aus den östlichen Ländern kommend in allen Varianten angeboten wird. Da er ein Harz ist, ist er sehr leicht und schwimmt und kann deshalb auch eingeschmolzen werden, was leider zu vielen Fälschungen geführt hat, wo man minderwertigen, schmutzigfarbenen Bernstein schmilzt, reinigt, mit Inklusien, wie etwa kleinen Blättchen, anreichert, da diese Einschlüsse allseits sehr beliebt sind, und ihn wieder härtet und weiterverarbeitet. Ehrliche Händler machen Sie aber bei Anfrage auf den Unterschied aufmerksam, der sich auch im Preis vom natürlichen Bernstein deutlich unterscheidet, und sprechen in diesem Fall zumindest von "rekonstruiertem" Bernstein. Der Bernstein wurde im Mittelalter als der Stein des materiellen Glückes und Erfolges bezeichnet, womit man allerdings alle goldgelben Edelsteine einbeziehen könnte, da sie Selbstbewusstsein, Optimismus und Willensstärke schenken, indem sie den Solarplexus aktivieren, was indirekt zu mehr Erfolg und "Glück" führen kann. Hier zeigt sich auch der Zusammenhang, warum man zahnenden Kleinkindern Bernsteinketten umhängt, die sogar in Apotheken verkauft werden, weil niemand daran zweifelt, dass dies hilfreich beim Zahnen ist. Die Phase des Zahnens geht einher mit der Entwicklung des

Ich-Bewusstseins des Kindes, also der Ausbildung eines gesunden, überlebensnotwendigen Egos. Wenn Kinder daher beim Zahnen Probleme bekommen, heißt das auf der Energieebene, dass sie Schwierigkeiten haben, ins Leben "zu beissen" und den richtigen "Biss" zu entwickeln. Ihre Willenskraft und ihr Solarplexus sind bisher zu schwach entwickelt, so dass eine Bernsteinkette hier energetisch einen Ausgleich schaffen kann.

Doch auch für Erwachsene ist er ein äußerst vielseitiger und hilfreicher Heilstein, handelt es sich nun um Rückenschmerzen, Arthrose, Weichteilrheuma, Magen- und Leberleiden oder Asthma, Bronchitis oder andere Erkrankungen der Atemwege, Allergien und Hautausschläge oder Entzündungen und Verletzungen an den Gelenken.

Ähnliche Wirkungen werden dem Tigerauge nachgesagt, von dem ebenfalls sehr schöne Ketten auf dem Markt sind. Durch seine irisierend schimmernden Bänder, die von goldenen bis braun-schwarzen Farbtönen reichen, bekommen die Kugeln einer Kette tatsächlich ein Aussehen wie die Augen eines Tigers, woher auch sein Name rührt. Tigeraugen-Ketten sind besonders zu empfehlen, wenn man ein Mensch ist, der schnell von anderen beeinflussbar und manipulierbar ist, Schwierigkeiten hat, sich abzugrenzen und nein zu sagen und zu offen im Solarplexus ist, so dass man leicht Gefühle und Schwingungen von anderen übernimmt und sie nach Begegnungen noch stundenlang mit sich herumträgt.

In dieselbe Kategorie fällt der Goldtopas. Er kann, wie die anderen goldgelben Steine, bei Asthma und Atemwegserkrankungen, Depressionen und nervlicher Anspannung sowie bei Erkrankungen der oberen Verdauungsorgane äußerst hilfreich und heilend sein. Herausragend fiel mir seine Wirkung insbesondere bei Diabetikern auf, wo er es anscheinend vermag, die Bauchspeicheldrüse wieder zur Insulin-Produktion anzuregen. Ich erlebte in einigen Fällen, dass Diabetiker beim Tragen von Goldtopasen ihre zu injizierende Insulindosis herunterfahren mussten, da sie mit der gewohnten Menge plötzlich eine Unterzuckerung provozierten. So erstaunlich und aus wissenschaftlicher Sicht unmöglich dies erscheinen mag, ist es trotzdem schwierig, mit Hilfe des Goldtopases eine Diabetes zu heilen, da es der Kontrolle und Begleitung eines verständnisvollen und einfühlenden Arztes bedarf, der diese Heilsteinwirkung in seiner Behandlung berücksichtigt und integriert. Auch stellte ich fest, dass einer Diabetes-Erkrankung meistens eine schockartige Situation, wie der Verlust eines geliebten Menschen, Tieres oder Arbeitsplatzes vorausging und deshalb auch eine psychotherapeutische Aufarbeitung parallel dazu stattfinden sowie der Einsatz rosaroter Steine im Herzbereich ergänzend vorgenommen werden sollte.

Da der echte Goldtopas, eigentlich Edeltopas genannt, sehr selten ist, finden sich unter diesem Namen meistens keine echten Topase, sondern gebrannte Amethyst-Splitter, die auch oft als Citrin angeboten werden. Dies ist m. E. die einzige akzeptable Manipulation von Edelsteinen, da Hitze auch im natürlichen Prozess (z.B. durch Magma oder vulkanische Tätigkeit) Steine verändern kann und die honigfarbenen gebrannten Amethyste tatsächlich eine ähnliche Wirkung haben wie die von Natur aus goldgelben Edelsteine. Doch sind diese wesentlich billiger als echte Goldtopas-Ketten und sollten der Ehrlichkeit halber auch richtig benannt werden.

Ein weiterer Quarz, der ebenfalls zu der Kategorie goldgelber Steine zählt, ist der Rutilquarz, auch Engelshaar genannt, der von meist goldfarbenen Titanium-Nadeln durchzogen ist. Neben den oben genannten Wirkungen fördert er den Zellaufbau und die Geweberegenerierung, stärkt das Immunsystem und hilft, die verschiedenen inneren Ebenen besser miteinander zu vernetzen und auszugleichen.

Natürlich kann es sich in Einzelfällen bei Austestungen ergeben, dass eine bis auf den Solarplexus reichende Kette in einer ganz anderen Farbe als die typischen goldgelben Steine hilfreich wäre. Dies kann ein violetter Amethyst, ein schwarzer Stein oder eine lange Aquamarin-Kette sein, die ich im Falle eines Lymphstaus und einer Verkrampfung des Mageneingangsbereichs einmal austestete. Betrachten Sie deshalb die angeführten Beispiele der Edelsteinketten als grobe Richtlinien, die zum besseren Verständnis gedacht sind und als erste Orientierungshilfe, wenn Sie ratlos vor einem größeren Kettenangebot stehen sollten und Ihnen die Wahl schwer fällt. Am Ende des Buches finden Sie deshalb noch eine einfache Anleitung, mit der Sie es erlernen können, sich zukünftig selbst die für Sie geeignetsten Steine und Kettenlängen energetisch mittels eines Pendels auszutesten.

Fingerringe

Fingerringe sind seit jeher eine der beliebtesten Arten von Schmuck und werden gerade von Frauen häufig getragen (Fotos Nr. 7 u.8). Allerdings sollte man sich bewusst machen, dass gerade an den Fingern getragene Edelsteine eine starke Auswirkung haben und je nachdem an welchem Finger sie getragen werden, äußerst unterschiedliche Reaktionen und Wirkung zeigen können. Dies hängt damit zusammen, dass jeweils an den einzelnen Fingern unterschiedliche Akupunktur-Energiebahnen verlaufen, die in Korrespondenz zu verschiedenen Funktionskreisläufen sowie Organen unseres Körpers stehen und Ringe deshalb stimulierend auf den Meridian des jeweiligen Fingers wirken, an dem sie getragen werden. Hat man das Gefühl, dass ein Fingerring eher auf einem anderen Finger getragen werden sollte als an dem von seiner Größe her passenden, oder hat man dies energetisch ausgetestet, sollte man deshalb nicht die Mühe scheuen, ihn entsprechend vergrößern oder verkleinern zu lassen, um ihn am stimmigen Finger zu tragen. Dies kann bei den meisten Juweliergeschäften für wenig Geld vorgenommen werden.

Zweifelhaft ist deshalb für mich, wenn ich gelegentlich Hände sehe, die an jedem Finger mit Ringen (und manchmal noch mehreren gleichzeitig) bestückt sind, ob dies denn auch energetisch stimmig und passend für die Trägerin ist oder nicht eher eine chaotische Überstimulierung in den Energiekreisläufen des Körpers hervorruft. Bereits die jahrtausendealte Wissenschaft der indischen Astrologie ordnete seit alters her jedem Finger einen Planeten unseres Sonnensystems zu und empfiehlt dem Ratsuchenden, nach langen Berechnungen jeweils einen bestimmten Stein ihrer klassischen zwölf Heilsteine, die sie verwendet, an dem jeweiligen

Finger zu tragen, dessen zugeordneter Planet im persönlichen Horoskop nicht genügend zur Geltung kommt oder durch seine zu nahe Position an der Sonne "verbrannt" ist. Auf diese Weise soll die Psyche sowie die körperliche Situation des Ratsuchenden ausgeglichen und in Harmonie versetzt werden. Da die klassische indische Astrologie allerdings die meisten der heute vorkommenden und verwendeten Edelsteine nicht kannte und somit nicht mit einbezog, möchte ich hier nicht weiter auf diesen grundsätzlich interessanten Ansatz eingehen.

Praktikabler für den Laien erscheint mir eher die Berücksichtigung der Meridianverläufe an den einzelnen Fingern, die ich im Folgenden kurz erläutern möchte: Immer zwei Energiebahnen bilden einen Funktionskreis und sind sozusagen Gegenspieler, die in einem ausgewogenen Energieverhältnis funktionieren und harmonieren müssen, um die Gesundheit zu erhalten. Ist das Gleichgewicht dieser Bahnen durch innere oder äußere Einflüsse dauerhaft gestört, kann es zu ersten Krankheitssymptomen und mit der Zeit zu ernsthaften Erkrankungen kommen. Die Funktionskreisläufe der Meridiane, die über die Hände verlaufen, wechseln jeweils an den Fingern bzw. gehen ineinander über. Der Verlauf ist jeweils in der linken und rechten Hand gleich und symmetrisch zur Körpermitte. Das erste

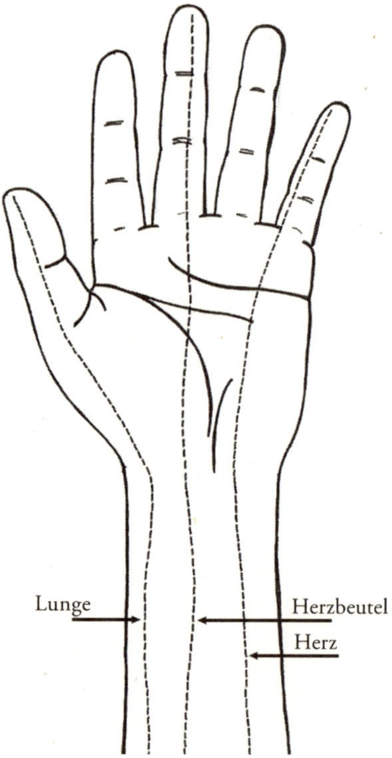

Funktionskreis-Paar besteht aus den Leitbahnen Lungen-Meridian und Dickdarm-Meridian. Der **Funktionskreis "Lunge"** ist maßgeblich für die Energie, die wir für äußere Aktivitäten benötigen. Er gilt als 'Minister' im Zusammenspiel der Funktionskreise und repräsentiert die Körperoberfläche des Menschen, durch die wir äußere Einflüsse wie Licht und Luft aufnehmen und Gifte durch Schweiß absondern. Er ist zuständig für die Abwehr- und Widerstandskräfte, etwa gegen klimatische Einflüsse.

Dem Lungen-Meridian zugeordnete Gefühle sind Kummer und Trauer. Typische Symptome eines gestörten Lungen-Meridians sind neben den eben genannten Gefühlen Schmerzen, Störungen der Motorik, chronischer Husten mit Schleimbildung, Asthma, grippale Infekte, Schulterschmerzen, energetische Schwäche, Kurzatmigkeit, Müdigkeit, Schweißneigung, Hitzegefühl in der Brust, trockener Mund, Völlegefühl auf der Brust, Niesen und Kopfschmerzen, um nur die wichtigsten Symptome zu nennen.

Der Lungen-Meridian verläuft auf der Innenseite des Armes und der Hand vom Kehlkopf über Schulter/Schlüsselbein abwärts und endet in der Daumenkuppe etwa am Nagelansatz. Somit wäre **der Daumen** der erste Finger unserer Hand, an dem es möglich ist, mittels als Ringe getragener Heilsteine auf diesen Funktionskreis und seine zugehörigen Symptome einzuwirken. Nach der Traditionellen Chinesischen Medizin (TCM) ist die zugeordnete Farbe Weiß. Somit kämen Bergkristall, Diamant, Mondstein oder weißer Saphir grundsätzlich als stabilisierende Steine, hier als Ring getragen, in Frage. Aber auch grüne Steine, wie der Smaragd, Olivin, grüner Turmalin, Chromdioprid und insbesondere der Malachit, sowie rosafarbene Steine, wie Rosenquarz, rosa Turmalin, Rhodochrosit, Rhodonit, rosa Rubin oder rosa Koralle, dürften sich hier heilsam auswirken und stimmig anfühlen, da diese Farben stärkend und heilend auf die Lunge wirken.

Der Lungen-Meridian geht anschließend in den **Dickdarm-Meridian** über, der auf der Außenseite des **Zeigefingers** über den Handrücken, Unterarm und Ellenbogen hoch zur Schulter verläuft. Der Funktionskreis Dickdarm nimmt im Gesamtgefüge die Rolle eines Vermittlers ein, der die eingeleitete Verwandlung der Nahrung weiterführen soll. Typische Symptome eines gestörten Dickdarm-Meridians sind Halsschwellungen, Angina, Zahnschmerzen, verstopfte Nase, Heiserkeit, Kältegefühl an den Zähnen, kariöse Zähne, Schwerhörigkeit, Steifigkeit, Bauchschmerzen, Durchfall, reichlicher Urin, übelriechender Stuhl und entzündeter Anus. Störungen des Dickdarm-Meridians und des zugehörigen Verdauungs- und Bauchbereiches werden meist durch einseitige und falsche Ernährung, Antibiotika-Gaben, die die natürlichen Darmbakterien abtöten, sowie durch unverarbeitete Gefühle (Wut im Bauch) hervorgerufen. Grundsätzlich stabilisierende Steine für den Darmbereich am Zeigefinger als Ring getragen wären demnach alle goldgelben bis ins Orange gehenden und braunen Steinen, wie Goldtopas und Karneol, kognacfarbene bis braune Diamanten, Bernstein, dunkle Citrine oder Jaspis.

Am **Mittelfinger** finden wir den Verlauf des **Herzbeutel-Meridians**, der auf der Innenseite des Arms vom Schulterbereich abwärts läuft und etwa mittig im Mittelfinger auf der Kuppe endet. In klassischen Texten wird der Funktionskreis Herzbeutel als 'abhängiger Gesandter' beschrieben, von dem die Gefühle Lust und Freude ihren Ausgang nehmen. Symptome von Störungen sind Herzklopfen, Lachkrämpfe, Depressionen, Halsstarre, Herzschmerzen, Schlaflosigkeit, Ängste, Schwindelanfälle oder manisch-depressives Verhalten. Grundsätzlich stabilisierende Steine, als Ring getragen, wären hier alle grünen und rosafarbenen Steine (wie oben) sowie rote Steine, Granat und Rubin, roter Diamant, rote Koralle, Jaspis oder Feueropal. Allerdings muss man bei roten Steinen Vorsicht walten lassen, da diese sehr stark das körpereigene Yang, also die feurige Energie, anfachen und sich dies bei einer bestehenden energetischen Überladung dieses Meridians eher schädlich auswirken würde. In einem sollen Falle von energetischer Überladung gilt es, wie bei allen anderen Meridianen, eher 'kühlend' mit blauen Steinen einzuwirken, etwa mit Lapislazuli, blauem Topas, Aquamarin, Saphir oder blauem Turmalin.

Gegenspieler und entsprechender Funktionskreis zum Herzbeutel-Meridian ist der **Dreifache-Erwärmer-Meridian**, der auf der Außenseite des **Ringfingers** aufwärts über den Arm zur Schulter hin verläuft. Der

Dreifache-Erwärmer-Meridian ist zuständig für die Regulation des Säfteumlaufes. Seine Rolle wird in der chinesischen Medizin als die der 'verbindenden Wasserstraßen' definiert. Er versorgt das Individuum mit Säften und wird deshalb als Ursprung der Aufbau- und Abwehrenergie bezeichnet. Klassische Störungssymptome dieses Meridians sind Schwerhörigkeit bis Taubheit, Ohrenschmerzen, Benommenheit, Schwellung im Wangenbereich, erschlaffter, gekrümmter oder verkrampfter Ellenbogen, Verkrampfung der Zunge, Tinnitus, halbseitige Gesichtslähmung, Epilepsie, Übelkeit und Brechreiz. Da der Dreifache-Erwärmer für die Wärmeregulierung der verschiedenen Körperbereiche sowie die Regulation des Säftehaushalts zuständig ist, können je nach Über- oder Unterfunktion dieses Meridians sehr unterschiedliche Steine als Ringe eingesetzt werden, um an dem beliebtesten und deshalb als Ringfinger bezeichneten Finger getragen zu werden. Friert man schnell und hat oft kalte Hände oder Füße, empfiehlt sich ein schwarzer Ringstein wie der Onyx, "Black Star", Rauchquarz (auch Rauchtopas genannt), schwarzer Diamant oder schwarze Koralle. Noch feuriger und belebender wirken sich alle roten Steine aus. Bei Neigungen zu starker Hitze (z.B. bei Menopause), Fieber oder entzündlichen Prozessen im Körper wären hingegen kühlende, beruhigende blaue Steine angebracht, wie sie weiter oben bereits

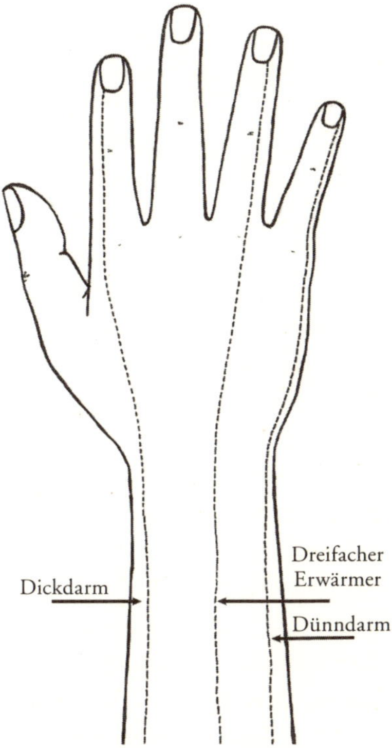

Die Meridianverläufe auf der Innenseite der Hände

erwähnt wurden. Bei Neigungen zu Staus im Säftehaushalt (Lymphstaus oder Wassereinlagerungen) hingegen sind meist gelbgrüne bis goldfarbene Steine unterstützend, wie der echte Citirin, Goldtopas, Olivin, grüner Turmalin, Chrysopras, Fluor-Apatit oder Heliodor.

Als letztes an der Hand verlaufendes Meridian-Paar finden wir den Herz- und den Dünndarm-Meridian, die beide über den kleinen Finger verlaufen. Der **Herz-Meridian** verläuft auf der Innenseite des Armes abwärts, weiter auf der Innenseite des **kleinen Fingers**, um aber am Ende auf der dem Ringfinger zugewandten Seite nach außen bis unters Nagelbett zu verlaufen. Er wird als 'Fürst' unter den Funktionskreisen bezeichnet, da er als gestaltende Kraft die Persönlichkeit prägt und ihr den Zusammenhalt gibt. Seinem richtungsweisenden Einfluss unterliegen alle nach außen gerichteten Kräfte des Individuums, und er ist die Instanz der Koordination sowie Kohäsion.

Er dominiert das gesamte Leitbahnsystem und die Umwandlung der Bauenergie in die energietragenden stofflichen Säfte, vornehmlich das Blut. Seine äußere Entfaltung hat der Funktionskreis Herz im Gesicht, was sich in der Hautfarbe, beim Teint, der Haut und der Ausstrahlung sowie der Frische manifestiert. Die entsprechende Emotion ist die Freude und Lebenslust. Typische Symptome eines gestörten Herz-Meridians sind Schmerzen in der Brust, Hitze und Schmerzen in der Handfläche, Unterarmsteife, energetische Schwäche, Herzklopfen, Müdigkeit, Kurzatmigkeit, Blässe, Nachtschweiße, Herzenge, Kältegefühle, Angstgefühle, Gedächtnisstörungen, Schwindel, Ruhelosigkeit, Geschwüre im Mund, Angina pectoris, Brechreiz, Konfusion bis hin zu Bewusstlosigkeit. Seine zugeordnete Farbe ist in der chinesischen Medizin Rot. Somit liegt hier der "klassische" Finger vor, an dem es grundsätzlich Sinn macht und angebracht ist, rote Steine, wie Granat, Rubin, Feueropal, rote Koralle oder ähnliche, zu tragen. Rot ist ja auch die Farbe des Herzens, des Blutes und der Lebensenergie. Allerdings, so lehrt die chinesische Medizin, kann auch ein plötzliches Übermaß an Freude und Ekstase krank machen und in seltenen Ausnahmefällen sogar zum Tod durch Herzinfarkt führen. Besteht deshalb bei jemandem grundsätzlich die Gefahr eines Herzinfarkts, leidet er an hohem Blutdruck oder 'schwebt' schon vor lauter Freude auf Wolken und kann deshalb nicht mehr schlafen, sollte er unbedingt auf das Tragen roter Steine verzichten, da dies energetisch eine Überreizung darstellen würde.

In solchen Zeiten sollte er eher zu blauen, beruhigenden Steinen greifen. Auch Menschen mit eingepflanztem Herzschrittmacher sollten keine roten Steine tragen. Ich erlebte einmal, wie das Auflegen eines roten Steines bei einem Menschen den eingebauten Herzschrittmacher förmlich und laut hörbar zum Rasen brachte, was durchaus gefährlich werden könnte, da rote Steine von sich aus bereits das Herz stärken und ein "natürlicher Schrittmacher" sind.

Kommen wir nun zum letzten auf der Hand verlaufenden Funktionskreis, dem **Dünndarm-Meridian.** Er verläuft auf der **Außenseite des kleinen Fingers,** etwa vom äußeren Nagelbett-Eckpunkt aufwärts, am äußeren Rand der Hand entlang, hoch über das Schulterblatt. Klassische Störungssymptome dieses Meridians sind Hals- und Schulterschmerzen, Schwerhörigkeit, Sehstörungen, Furunkel, Schuppen, Muskelerschlaffung, Ellbogen- und Armschmerzen, Diabetes, Epilepsie, Tinnitus, Nasenbluten, Taubstummheit oder Zucken der Finger. Da er energetisch den Dünndarm und Verdauungstrakt versorgt, wären grundsätzlich stabilisierende Steine, als Ring am kleinen Finger getragen, alle gelben und goldfarbenen Steine, wie helle Goldtopase, Citrine, helle Bernsteine, gelbe Diamanten, gelbe Saphire, Goldberyll oder ähnliche.

Die Wahl des optimalen eigenen Ringes

Wie Sie aus den vorhergehenden Schilderungen ersehen, ist es gar nicht so einfach, den stimmigen und optimal wirksamen Finger-Ring für sich herauszufinden. Deshalb möchte ich hier die wichtigsten Punkte und Schritte zusammenfassen, die Sie sich vor dem Kauf oder der Herstellung eines Edelstein-Ringes überlegen und durchgehen sollten.

Testen Sie selbst mittels Pendel oder lassen Sie sich von einem seriösen Radiästhesisten, der die wichtigsten Heilsteine auch kennt, für den vorgesehenen Finger den optimalen und heilsamsten Edelstein austesten sowie das stimmige Material dazu (Gold, Silber, Weißgold, Platin). Alle für Ringe vorgesehenen Steine sollten ein Mindestgewicht von 1 Karat (= 0,2 Gramm) haben, um wirksam zu sein. Die Unterseite des Steines sollte nicht durch eine Metallplatte verdeckt sein, da der Stein wirksamer ist, wenn er unten nicht abgeschlossen ist, sondern direkt über die Haut wirken kann. Die Preise von geschliffenen, facettierten Ringsteinen variieren sehr stark, je nach Qualität der Farbe, Reinheit und Schliff. Oft ist es ergiebiger, einen größeren Stein mit kleinen Einschlüssen zu verwenden, als für dasselbe Geld einen wesentlich kleineren, aber lupenreinen. Viele moderne Goldschmiede und Juweliere entdecken in letzter Zeit immer mehr auch den Reiz von Einschlüssen und Farbvariationen als eigene "Persönlichkeit" eines Steines. Auch Menschen sind bekanntlich nicht immer perfekt und 'lupenrein'.

Das Mischen verschiedener Stein-Arten und Farben in einem Ring ist energetisch heikel, da die Kombination genau passend abgestimmt auf den Träger sein muss, um wirklich heilsam zu sein. Dies sollte vor dem Kauf oder Arbeitsauftrag unbedingt ausgetestet werden. Auch das übliche Verzieren eines Ringsteines durch umlaufende Diamanten ist in vielen Fällen fraglich und sollte ausgetestet werden, da Diamanten nicht für jedermann stimmige Heilsteine sind. Vermeiden Sie unbedingt nachgefärbte oder radioaktiv bestrahlte Edelsteine, da diese in Einzelfällen sogar gesundheitsschädlich sein können. Alte Edelsteinbestände von alteingesessenen Juwelieren und Goldschmieden sind meist noch nicht radioaktiv 'nachbehandelt', wie dies neuerdings leider immer öfter der Fall ist, um die Farbintensität teurer Steine zu verstärken (Smaragd, Rubin, Saphir, Topas, Diamant).

Planen Sie, sich einen speziellen Ring anfertigen zu lassen, so achten Sie bitte darauf, dass die Einzelkosten in einem vernünftigen Verhältnis zueinander stehen. Die Kosten für den Stein, das Material und den Arbeitsaufwand sollten nicht zu weit auseinanderklaffen. Einen billigen, vielleicht im Urlaub erstandenen Stein aufwändig in Deutschland fassen zu lassen, steht genauso wenig in einem vernünftigen Verhältnis wie die Idee, wertvolle Steine billig in Drittwelt-Ländern mit minderwertigem Gold fassen zu lassen.

Arbeiten Sie viel mit den Händen und besteht die Gefahr, gelegentlich an Gegenständen mit den Ringen anzuschlagen, vermeiden Sie weiche Ringsteine, wie Opale, die dabei schnell zerspringen können, oder wählen Sie eine Art der Fassung, die den Stein maximal schützt (keine Krabbenfassung).

Reinigen Sie den Ring energetisch vor jedem Tragen, beispielsweise durch fließendes Wasser oder auch durch feinstoffliche Energien (Ausstreichen mit einer Hand oder geistiges Licht darüber schicken). Dies gilt insbesondere für Erbstücke, die vorher lange vom Vorbesitzer getragen wurden.

Ziehen Sie Fingerringe genauso wenig wie allen anderen Schmuck täglich an – und vor allen Dingen nicht kontinuierlich über viele Jahre. Dies wäre so, als würden Sie ein homöopathisches Mittel, das gut für Sie ist, jahrelang weiter einnehmen. Die Folge wäre eine Überreizung der entsprechenden Meridiane sowie möglicherweise eine Abstumpfung der Reaktion auf feinstoffliche Energien. Dies kann in Einzelfällen sogar auf Dauer unangenehme Symptome hervorrufen, wie leichte allergische Reaktionen, Nervosität und Gereiztheit bei anregenden Steinen oder Müdigkeit, Schlappheit, Konzentrationsschwäche und Energiemangel bei kühlenden, beruhigenden Steinen. Tragen Sie deshalb Ihren Schmuck bewusst und spüren Sie täglich neu, welcher Schmuck Sie tatsächlich morgens beim Betrachten am meisten anzieht oder Ihnen an diesem Tag besonders gut gefällt – und tragen Sie nur diesen für den Tag. Legen Sie nachts Ihren Schmuck ab, um Überreizungen zu vermeiden, und reinigen Sie ihn energetisch nach dem Tragen. Ideal wäre natürlich, sich selbst täglich morgens jeweils den stimmigen Schmuck für den Tag aus den zur Verfügung stehenden Schmuckstücken auszupendeln, was gar nicht so schwierig oder Zeit raubend ist, wie es anfangs vielleicht scheinen mag. Der Körper spürt sehr genau, was ihm gut tut und man bekommt sehr rasch deutliche und klare Ausschläge, wenn man Schmucksteine für sich selbst austestet. Sie finden deshalb am Ende dieses Buches ein entsprechendes Kapitel mit klaren Anweisungen, wie Sie selbst für sich rasch das Pendel einzusetzen lernen können.

Ohrringe

Ohrringe sind wohl eine der verbreitetsten und ältesten Formen von Schmuck, die wir seit alters her in sämtlichen Kulturen der Erde vorfinden. Dies mag zweierlei Gründe haben. Zum einen schauen wir, wenn wir Menschen ansehen oder mit ihnen in Kommunikation treten, zuerst ins Gesicht, und dadurch erheischen Ohrringe als Schmuck automatisch die Aufmerksamkeit des Gegenübers und werden schneller wahrgenommen als Fingerringe. Dadurch besteht hiermit am ehesten die Möglichkeit, verschönernd, hervorhebend und umrahmend den meistbeachtetsten Körperteil zu verzieren und noch zusätzlich zu betonen. Doch scheint bei der Beliebtheit von Ohrringen auch eine energetische Komponente mitzuspielen, selbst wenn dies von den meisten Menschen eher unterbewusst wahrgenommen wird.

Das Ohr ist ein äußerst sensibles Organ, das überzogen mit Reflexzonen ist, die auf verschiedenste Körperbereiche und Organe wirken, und zudem noch übersät mit vielen wichtigen Akupunkturpunkten. Diese wurden interessanterweise nicht von einem Chinesen, sondern von dem französischen Arzt Paul Nogier in den fünfziger Jahren des letzten Jahrhunderts entdeckt und von ihm 1969 zum ersten Mal als Übersichtskarte des Ohres veröffentlicht. Die chinesischen Übersichtskarten, die von der Pekinger Akademie für TCM 1977 veröffentlicht wurden, lehnen sich stark daran an. Seit der Zeit erfreut sich die Ohrakupunktur ständig wachsender Beliebtheit und wird vor allem für Schmerzzustände des Bewegungsapparates, Neuralgien, Wirbelsäulensyndrome und auch bei Suchterkrankungen eingesetzt. In der 1969 von Nogier veröffentlichten ersten Übersichtskarte des Ohres wird der gesamte Organismus des Menschen in einer auf dem Kopf stehenden Fötus-Stellung abgebildet, dessen Gestalt tatsächlich der äußeren Form der Ohrmuschel verblüffend ähnelt. Dabei befinden sich, wie bei einem mit dem Kopf nach unten liegenden Fötus, die Reflexpunkte des Kopfes im Bereich des Ohrläppchens, die inneren Organe in der inneren Ohrmuschel und die Gliedmaßen in den äußeren Windungen, während die Wirbelsäule sich auf dem äußersten Rand des Ohrläppchens darstellt, ganz so wie es tatsächlich bei einem zusammengerollt liegenden Fötus der Fall wäre. Mit diesem Wissen als Grundlage drängt sich dem überlegenden Betrachter automatisch die Ahnung auf, dass durch das Ohrloch-Stechen beziehungsweise das Tragen von Ohrringen ein ähnlicher Effekt erreicht werden kann wie bei einer vorgenommenen Ohrakupunktur. Tatsächlich finden sich dafür auch Ansätze und Beweise in alten Überlieferungen. So sollen im Mittelalter

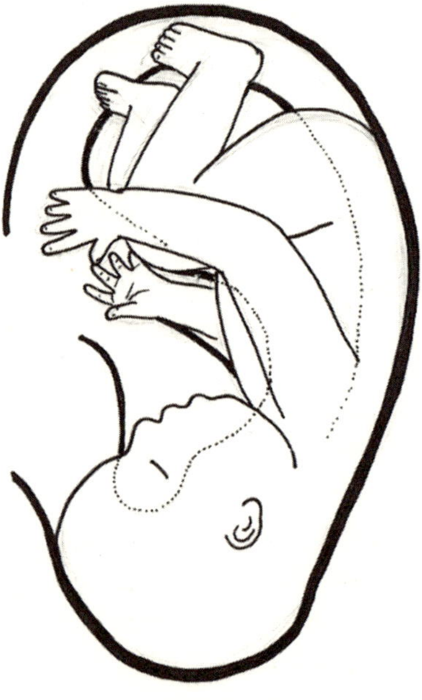

Der menschliche Fötus in der Spiegelung der energetischen Reflexzonen der Ohrmuschel

Piraten durch das Tragen eines kräftigen goldenen Ohrrings ihr Sehvermögen verbessert und gestärkt haben, was in Anbetracht sie verfolgender militärischer Schiffe äußerst wichtig und überlebensnotwendig war, um rechtzeitig die Flucht ergreifen zu können oder potentielle Beuteschiffe schon frühzeitig zu erkennen. Wer kennt nicht aus Kinofilmen die Darstellung von mittelalterlichen Piraten, deren Ohren mit großen goldenen Ohrringen bestückt waren.

Betrachten wir die abgedruckte Skizze der Ohr-Reflexpunkte, so erkennen wir tatsächlich, dass genau in der Mitte des Ohrläppchens, im zentralen Quadranten der in neun Felder unterteilten Bereiche des Ohrläppchens, der Projektionspunkt für das Auge liegt und dieser Bereich zudem auch der am häufigsten verwendete Punkt ist, an dem klassischerweise Ohrringe getragen und gestochen werden. Da im Kapitel über verwendbare Metalle bereits dargelegt wurde, dass Gold eine anregende und belebende Eigenschaft besitzt, klingt die Geschichte über den Zweck der von Piraten getragenen goldenen Ohrringe durchaus plausibel und logisch. Tatsächlich bestätigten mir eigene Erfahrungen sowie Schilderungen vieler Anwender/innen den Zusammenhang gesundheitsfördernder Effekte beim Tragen von Ohrringen, die sich je nach Bereich, wo sie getragen wurden, auf verschiendenste Körperbereiche auswirkten.

Beim Tragen von Ohrringen in höher liegenden Ohrbereichen, wie es viele Afrikanerinnen und in letzter Zeit auch zunehmend Europäerinnen praktizieren, kann man, wie in der Ohrakupunktur, Einfluss auf die am äußeren Rand des Ohres gelegenen Projektionspunkte einzelner Gliedmaßen oder einzelner Wirbelsäulenabschnitte erreichen und gezielt auf solche geschwächten oder gestörten Körperzonen einwirken. Da in heutiger Zeit immer mehr Menschen an Rückenbeschwerden leiden oder sich mit Entzündungen und Abnutzungserscheinungen der unterschiedlichsten Gelenke konfrontiert sehen, drängt es sich geradezu auf, zukünftig dieser Form von unterstützender Behandlungsmethode mehr Aufmerksamkeit zu widmen, sie praktisch zu erforschen und gezielt einzusetzen. Doch wird diese Form der energetischen Anwendung von Ohrringen erst richtig interessant und spezifischer anwendbar, wenn man hierzu noch den passenden Heilstein als Edelstein mit in den Ohrring einbezieht, so dass dessen Eigenschwingung ebenfalls auf den gewünschten Bereich einwirken kann. Deshalb sollte man gerade beim Tragen von Ohrringen nicht einfach wahl- und ziellos irgendwelche Edelsteine an beliebigen Bereichen des Ohres einsetzen, sondern ganz gezielt entsprechende Heilsteine, das geeignetste Metall sowie den entsprechenden Bereich

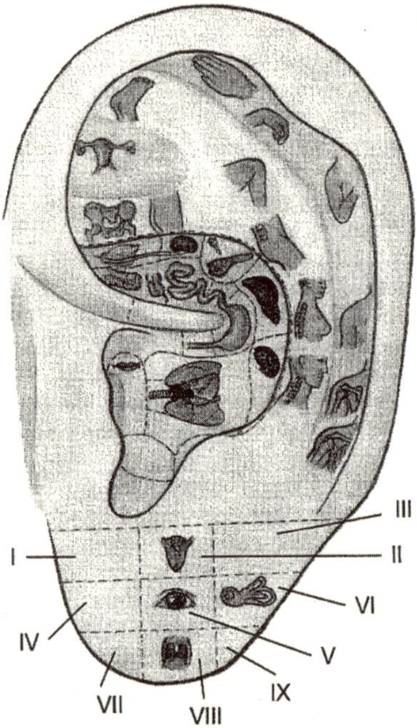

Zone I:	analgetischer Punkt der Oberkieferzähne
Zone II:	Zunge
Zone III:	analgetischer Punkt der Unterkieferzähne
Zone IV:	Auge
Zone V:	Innenohr
Zone VI:	Mandeln

Die Akupunktur-Punkte des Ohrläppchens und der gesamten Ohrmuschel in der bildlichen Darstellung der entsprechenden Organe des Ohres auswählen und energetisch austesten, um keine unheilsamen Reizungen zu bewirken. Auch hier gilt zuerst der Grundsatz, dass Silber beruhigend und dämpfend wirkt, während Gold eher einen belebenden und anregenden Einfluss ausübt. Blaue und violette Steine wirken eher kühlend, entspannend und beruhigend, rote Steine dagegen belebend, anregend und energetisierend.

Klagt jemand bereits ständig über Migräne und Kopfschmerzen, die meist durch ein Übermaß an gestauter Energie im Kopf hervorgerufen werden, kann es passieren, dass durch das Tragen eines Granats, Rubins oder Feueropals im Bereich des Ohrläppchens (energetische Entsprechung des Kopfbereichs) diese Beschwerden verstärkt werden, da dadurch der Energiezufluss in den Kopf zusätzlich angeregt wird. In diesem Falle wäre eindeutig das Tragen eines silbernen Ohrrings im Ohrläppchenbereich angesagt, der einen blauen Stein, wie Saphir, Tansanit oder Lapislazuli, eingearbeitet hat. Das Gleiche gilt natürlich für sämtliche anderen Bereiche der Ohrmuschel, die zum Tragen von Ohrringen in Frage kommen. Auch sollte die geeignetste Größe des passenden Steines ausgetestet werden, da im sensiblen Ohrbereich allzu große Edelsteine ebenfalls schnell eine zu starke Reizung und Aktivierung hervorrufen können, insbesondere bei längerem oder andauerndem Tragen solcher Ohrringe.

Aus all diesen Überlegungen drängt sich automatisch der Gedanke auf, wie sinnvoll es denn ist, sich ein Loch für Ohrringe stechen zu lassen, wodurch man gezwungen ist, zukünftig alle Ohrringe immer nur an ein und derselben Energiezone des Ohres tragen zu müssen. Soll man sich je nach Beschwerdebereich immer neue Löcher stechen lassen, um die jeweils zugeordneten Projektionspunkte auch entsprechend zu stimulieren? Außer der schmerzhaften Prozedur und der ständig neuen Gefahr von Entzündungen sprechen natürlich auch andere Gründe gegen diese Vorgehensweise, etwa dass ungenutzte Ohrlöcher nach gewisser Zeit meist wieder zuwachsen beziehungsweise ein überall durchlöchertes Ohr äußerst unästhethisch wirken würde und gestochene Löcher außerdem ja auch eine ständige energetische Beeinflussung des dort liegenden Akupunkturpunktes hervorrufen. Dies kann also nicht die Lösung sein.

Eine Alternative wären Ohrringe, die als Clips getragen werden. Doch erstens ist dabei der ständige Druck des Clips den meisten Leuten fast unerträglich und lästig, zweitens können sie nur im äußersten Bereich des Ohres eingesetzt werden und drittens wird die Wirkung der dabei verwendeten Edelsteine meist durch eine metallische Platte unter dem Stein enorm abgebremst.

Da ich mir zu dieser Fragestellung selbst bereits mehrere Jahre Gedanken gemacht hatte, war ich froh, in meinen Seminaren eine bekannte Wiener Goldschmiedin und Künstlerin kennen zu lernen, die sich seit langem der Lösung dieser Problematik widmete und eine phantastische sowie praktikable Anwendungsgrundlage erarbeitet hatte. Diese Dame, eine Frau Defner, reiste jahrelang auf chinesischen Akupunktur-Kongressen umher und studierte ebenfalls den Einsatz von Magneten in der chinesischen Medizin, bis sie die optimale Form und gesundheitsfördernde universale Anwendungsmöglichkeit von Ohrringen herausgefunden hatte, auf die sie mittlerweile das weltweite Patent innehat.

Da in der chinesischen Medizin seit Jahrhunderten bereits neben der Akupunktur und Moxibution (Stimulierung von Akupunkturpunkten durch Räucherung und Abbrennen von Beifuß) auch Magneten eingesetzt werden, die auf Akupunkturpunkte aufgelegt werden und offensichtlich sehr stimulierend wirken (vielleicht durch die Wirkung auf die eisenhaltigen Anteile des Blutes), experimentierte und suchte sie jahrelang nach der idealen Anwendung dieses eher unbekannten Einsatzgebietes für Ohrringe. Das Ergebnis und die vielfältigen Anwendungsbereiche (siehe Farbtafeln) waren verblüffend und begeisterten mich sofort. So fand Frau Defner unter speziellen Industrie-Magneten, die wesentlich stärker sind als herkömmliche Magneten, die für den menschlichen Körper geeignetste Stärke heraus, die erstens sehr wohltuend und anregend auf die jeweiligen Akupunkturpunkte wirkt und außerdem so stark ist, dass sie noch durch dicke Gewebeschichten, wie das Ohr oder die Nasenwand, magnetisch wirkt, um das Schmuckstück genügend festzuhalten und vor einem etwaigen Verlust zu schützen. Dabei wird einer der Magneten hinter das Ohrläppchen gehalten (kaum sichtbar und vielleicht mit Gold gefasst), während der als Ohrring getragene Edelstein (auf der Außenseite des Ohres sichtbar) dagegen gehalten wird (Fotos Nr. 9 u. 10). Da unter dem Stein ebenfalls ein Industriemagnet eingearbeitet wurde, ziehen sich die beiden Magneten sofort an, und selbst bei heftigem Kopfschütteln bleibt der Ohrring haften und kann nicht verloren gehen. Hinzu kommt noch, dass die Magneten von sich aus bereits eine stimulierende Wirkung auf den zwischen ihnen liegenden Ohr-Akupunkturpunkt haben und nicht isolierend auf den Stein wirken, sondern dessen Energie mit einbeziehen. Mit dieser genialen Methode kann man nicht nur fast jeden beliebigen Punkt am Ohr anregen, sondern wird auch nach kürzester Zeit spüren, wo sich der optimale Punkt am Ohr befindet, an dem der eingearbeitete Ohrring getragen werden sollte.

Weitere Anwendungsmöglichkeiten ergeben sich als Nasenschmuck oder unterhalb der Unterlippe, wie es in Indien seit jeher populär ist und in der westlichen Welt seit einigen Jahren durch Piercing verbreitet wurde. Allerdings besteht hier nicht, wie beim Piercing, die Gefahr der Verletzung der Nasen- oder Mundschleimhaut, und man kann die Schmuckstücke samt innen anliegendem Magneten mit einem einfachen Handgriff anbringen oder entfernen (z.B. beim Essen). Diese Form von universalem Kopfschmuck ist zwar nicht die Billigste, doch ist man im Besitz eines oder zweier kostbarer Edelsteine, die man gerne häufiger tragen möchte, ist dies wohl die empfehlenswerteste Form der Verarbeitung, da sie eine wesentlich umfangreichere, universale und punktgenaue Anwendung beim Tragen von besonderen Edelsteinen ermöglicht, leicht zu handhaben und zudem noch gesundheitsfördernder einsetzbar ist als herkömmliche Ohrringe.

Abschließend noch ein Wort zu der allgemeinen Wirkung von Ohrringen. Unabhängig von den oben erwähnten Ohr-Akupunkturpunkten wirken in Ohrringen getragene Edelsteine grundsätzlich auf den ganzen Kopfbereich, insbesondere das Gehirn, und beeinflussen so Gedanken- und Bewusstseinsprozesse, die Konzentrationsfähigkeit, psychische Störungen und Disharmonien sowie Erkrankungen, die in Disfunktionen des Gehirns ihren Anfang nehmen. Grundsätzlich wären deshalb, zur heilsamen Unterstützung als Ohrring getragen, alle violetten Steine empfehlenswert, wie der Amethyst oder Sugillit, alle violett-blauen, wie der Alexandrit oder Tansanit, und alle dunkelblauen, wie Saphir, Lapislazuli oder Azurit. Auch der weiße Diamant kann als Ohrring getragen sehr förderlich sein, da er den Charakter und die Konzentrationsfähigkeit stärkt und festigt, Klarheit und Struktur in die geistigen Prozesse bringt und geistige Ausdauer und Zielgerichtetheit fördert. Alle diese Steine ergeben sich automatisch aus der Höhe der am Ohr getragenen Steine, die dadurch auf die obersten Energiezentren des Körpers wirken (Scheitel-Chakra/violette Farbe; Stirn-Chakra/dunkelblau; 8. Chakra, über dem Kopf/weißes Licht).

Natürlich können Ohrringe und entsprechende Heilsteine gerade auch bei Ohrenschmerzen und Ohrenproblemen unterstützend eingesetzt werden, sei dies eine Entzündung im Gehörgang oder Tinnitus-Beschwerden (ständiges Pfeifen oder andere Geräusche), da die Steine ja direkt am Ort des Geschehens, dem Ohr, angebracht sind und somit effektiv ihre Energie direkt dort ausstrahlen können. Auch Probleme der Kieferhöhlen, Kieferknochen, Zähne und des Zahnfleisches können sehr positiv durch das Tragen von Heilstein-Ohrringen beeinflusst werden. In diesen Fällen waren es meistens himmelblaue Steine, wie der Aquamarin oder blauer Topas, Türkis oder blauer Bänderachat (= Chalcedon). Von diesen hebt sich insbesondere der Aquamarin durch seine starke Wirkung und sein breites Wirkspektrum hervor, das von den Ohren über die Zähne und den Kieferbereich bis zum gesamten Halsbereich reicht und gerade bei entzündlichen Prozessen oder Erkältungskrankheiten, die sich in diesen Bereichen niederschlagen, ausgezeichnete Hilfestellung bieten kann. Dies entspricht wieder der vorher im Buch beschriebenen Chakra-Zuordnung der Farben, da die Farbe Himmelblau dem Hals- und Kieferbereich zugeordnet wird sowie der wissenschaftlichen Erkenntnis, dass Ohr-, Kiefer- und Halsbereich aus einem gemeinsamen embryonalen Keimblatt entstanden sind.

Die Wirkung von Ohrringen auf den Kiefer-, Mund- und Halsbereich wird allerdings zunehmend verstärkt, je mehr die Ohrringe sich in ihrer

Höhe diesen Bereichen auch tatsächlich annähern. Das heißt, gerade als lange Hänger getragene Ohrringe, bei denen die eingearbeiteten Steine sich tief auf der Höhe des Mundes befinden, wirken sich intensiver auch auf das Hals-Chakra aus, das für Sprache, Kommunikation und Ausdruck eines Menschen zuständig ist.

So konnte ich eines Tages zufällig in einem meiner Seminare einen diesbezüglichen Zusammenhang auf verblüffend konkrete Weise miterleben, als eine Teilnehmerin sich äußerst angezogen von einem Paar Ohrringe fühlte, die ich als Anschauungsmaterial mitgebracht hatte. Es handelte sich um lange Hänger-Ohrringe, in die am Ende honigfarbene Goldtopase eingesetzt waren. Ich forderte sie auf, diese ruhig einmal probehalber anzuziehen und war beeindruckt von der für alle Anwesenden wahrnehmbaren Auswirkung. Die Frau, die sich sonst eher schüchtern und wortkarg verhielt, blühte förmlich in ihrem Ausdruck auf, meldete sich dauernd zu Wort und gab plötzlich ganz selbstbewusst sehr persönliche Erfahrungen zum Besten, was für sie ganz untypisch war.

Ich musste verblüfft lächeln, als ich den Zusammenhang dieses veränderten Verhaltens mit den umgehängten Ohrringen erkannte: Goldgelbe Steine schenken mehr Optimismus, Selbstvertrauen, Mut und selbstbewusstes Handeln. Und da diese als lange Hänger in Höhe des Mundes und Kehlkopfbereichs, also des Sprach- und Ausdruckszentrums, hingen, wirkten sie sich auch direkt auf die Art und Weise der Kommunikation und des Ausdruckes der Teilnehmerin aus. Dieses Beispiel zeigt, dass potentiell alle Arten und Farben von Edelsteinen sich heilsam und positiv in allen Bereichen des Körpers auswirken können, wenn sie passend für und stimmig zu den Bedürfnissen der jeweiligen Person sind, auch wenn man grundsätzlich erst einmal eine andere Steinfarbe zuordnen würde. Deshalb sollten die Steine oder Schmuckstücke immer auf ihre energetische Stimmigkeit ausgetestet werden; es sei denn man folgt seinem eigenen Instinkt und probiert einfach für eine Weile ein Schmuckstück aus, das einen magisch anzieht und ständig die Aufmerksamkeit erweckt. Fühlt man sich damit rundum wohl, ist es in den meisten Fällen auch der richtige und heilsame Schmuck.

Piercing

Kein Modetrend beim Tragen von Schmuck boomte in den letzten Jahren so stark wie das Piercing, weshalb ich es für wichtig erachte, diesem Thema ein eigenes Kapitel zu widmen, obwohl ich kein Freund dieses Modetrends bin.

Man sollte sich klar machen, dass es nicht nur unnatürlich und auf gewisse Weise brutal ist, einzelne Körperstellen zu durchbohren und dem Körper künstliche Löcher zuzufügen, sondern auf Dauer auch höchst gesundheitsschädlich sein kann, wenn man bestimmte Punkte nicht beachtet. Deshalb möchte ich im Folgenden einige wichtige Ratschläge und Energiegesetze erläutern, auf die zu achten ist, wenn man trotzdem vorhat, sich zu piercen.

Beim Piercing ist die Gefahr von Entzündungen sehr groß, da es jede noch so kleine Verletzung des Körpers Bakterien ermöglicht, einzudringen und sich von dort aus auszubreiten. Gründliche Desinfektion sowie Wundheilung und Nachbehandlung (z.B. mit Bachblütencreme oder dgl.) sollten ernst genommen werden. Der menschliche Körper ist übersät mit Hunderten von Akupunkturpunkten, also hochenergetischen Punkten, die durch Piercing auf Dauer überreizt werden können. Das ständige Tragen von Metall an solchen Punkten kann den Effekt wie eine Permanent-Akupunktur haben, was sich auf Dauer gerade in sensiblen Bereichen wie Augenbrauen, Ohren oder Lippen extrem störend auswirken kann und die körpereigenen Energieströme irritiert. Dies kann sich im Laufe der Zeit als Symptome in weit entlegenen Körperbereichen und Organen zeigen, die aber durch die Meridiane mit diesen Punkten vernetzt sind.

Piercing-Schmuck kann in den Augenbrauen, auf denen wichtige Akupunkturbahnen verlaufen, einzelne Energiepunkte so überreizen, dass es zu ständig tränenden Augen, Beeinflussung des Sehvermögens oder Kopfschmerzen kommen kann.

Als besonders gefährlich betrachte ich das Piercing im Mund und in der Zunge, da die Schleimhäute sehr sensibel auf Irritationen reagieren. Auch ist vom Piercing im Mund vollkommen abzuraten, da die Metalle des Piercing-Schmucks zusammen mit anderen Metallen im Mund (Amalgam, Goldfüllungen) Kriechströme erzeugen können, die wiederum die heftigsten Störungen verursachen.

Eine Bekannte von mir litt unter jahrelangen epileptischen Anfällen und musste deswegen ständig Medikamente einnehmen. Da sie als Ausgleich versuchte, möglichst gesund und natürlich zu leben, kam sie eines Tages auf die Idee, sich auch sämtliche Zahnfüllungen aus Amalgam herausnehmen zu lassen, da diese durch ihre unterschiedlichen metallischen Zusammensetzungen spürbare elektrische Kriechströme verursachten. Nachdem sie sich dieser Prozedur unterzogen hatte, stellte sie verblüfft fest, dass ihre regelmäßig wiederkehrenden epileptischen Anfälle für immer ausblieben. Anscheinend hatten diese Kriechströme sich so massiv auf die feinen elektrischen Steuerimpulse im Gehirn ausgewirkt, dass sie die krampfartigen Anfälle auslösten. Für alle diejenigen, die es trotz aller Warnungen nicht lassen wollen, hier einige wichtige Ratschläge: Sparen Sie nicht am Material, das als Schmuck verwendet wird. Titanium scheint mir das geeignetste Metall zu sein, da es am wenigsten allergische Reaktionen hervorruft und deshalb auch für Knochenschrauben und Kieferimplantate verwendet wird. Platin und Gold sind weitere Alternativen hochwertiger Metalle. An Stellen wie Ohren, Nasenflügeln oder Lippen bietet sich, statt Löcher zu stechen, die Alternative an, mit Industriemagneten von innen den außen liegenden Schmuck zu halten, wie im Kapital "Ohrringe" bereits beschrieben. Wenn man sich schon pierct, sollte man wenigstens einen energetischen Ausgleich schaffen, indem man hochwertige Heilsteine in den Piercing-Schmuck einarbeitet, und zwar nur solche, die dem jeweiligen Körperbereich von der Farbe her natürlicherweise zugeordnet werden. Das betrifft im oberen Kopfbereich bis zu den Augenbrauen violette und dunkelblaue Steine, wie Amethyst, Saphir, Tansanit, Alexandrit oder Lapislazuli. Im Ohren-, Nasen-, Wangen- und Mundbereich handelt es sich um hellblaue Steine, wie Aquamarin, Chalcedon, blauer Turmalin oder Coelestin. Beim Piercen der Brust sollten vornehmlich grüne und rosarote Steine zum Einsatz kommen, wie Rubin, Rhodochrosit, Granat, rosa und grüner Turmalin, Smaragd und Olivin. Freunden des Bauchnabel-Piercings würde ich unbedingt anraten, orangefarbene Steine wie Bernstein, Goldtopas, Citrin oder Karneol dort zu platzieren, was das Hara, die energetische Körpermitte, unterstützt.

Den Extremisten unter den Piercern, die sich auch im Geschlechtsbereich piercen wollen, wären dementsprechend rote und schwarze Steine als passend zu empfehlen, wie der Onyx, Obsidian, Rauchquarz, Hämatit, Black Star, Rubin, Granat oder Spinell. Allerdings kann ein Piercing in diesem Bereich, genauso wie beim Gebrauch der entsprechenden Steine, zu einer ständigen sexuellen Überaktivierung führen, was sich auf Dauer negativ auf den Energiehaushalt des Körpers auswirken würde und sich durch Energielosigkeit, Erschöpfungszustände und Antriebslosigkeit ausdrücken kann. Grundsätzlich sollte man gerade beim Piercing deshalb das richtige Metall sowie den zu einem passenden Stein gründlich radiästhetisch austesten und den Piercing-Schmuck auf keinen Fall ständig tragen, sondern von Zeit zu Zeit ablegen, um energetische Überreizungen wieder abklingen zu lassen.

Heilstein-Anhänger

Anhänger aus Edelsteinen, an Ketten getragen, sind für mich persönlich die faszinierendste Art von Schmuck und diejenige Anwendungsform von Heilsteinen, mit der ich bei mir selbst sowie bei anderen Menschen über viele Jahre hinweg die intensivsten Selbstheilungserfahrungen gemacht habe. Deshalb habe ich mich speziell dieser Form von Schmuck gewidmet, viel Forschung damit betrieben und mit Unterstützung mehrerer Goldschmiedinnen eine eigene Linie von Heilstein-Schmuck entwickelt und entworfen, die immer wieder positive gesundheitliche und emotional stabilisierende Effekte auslösten. Dies war allerdings nur der Fall, wenn die Anhänger in ihrer Steinkombination, Formgebung und Größe individuell auf den jeweiligen Menschen abgestimmt waren und jene grundsätzlichen energetischen Gesetzmäßigkeiten berücksichtigt und eingehalten wurden, die hier nachfolgend eingehend erläutert werden sollen.

Da es auf dem Markt eine unendliche Vielfalt an Formen und Arten von Edelstein-Anhängern gibt, testete ich über Jahre hinweg die verschiedensten Möglichkeiten von als Anhängern gefassten und verarbeiteten Heilsteinen auf ihre Wirksamkeit aus und stellte fest, dass es hierbei extreme Unterschiede hinsichtlich Wirksamkeit und Preis-Leistungsverhältnis gibt. Die einfachste und zudem die billigste Form, Heilsteine als Anhänger zu tragen, sind wohl Trommelsteine, die zum Tragen entweder eine Metall-Tulpe mit einer aufgeklebten Kettenöse erhielten oder angebohrt wurden und einen Metallstift eingesetzt bekamen, an dem sich eine Kettenöse befand.

Trommelsteine sind ehemalige formlose Bruchstücke von Mineralien und Edelsteinen, die in einer Trommel, ähnlich einer Betonmischmaschine, durch Zusatz von diamanthaltigem Schleifsand zu runden Formen "getrommelt" werden, ähnlich wie es Bäche und die Meere über Jahrhunderte mit Kieselsteinen gemacht haben. Sie werden billig und in großen Mengen hergestellt, besitzen durch das Trommeln eine meist feine Politur und Glanz und können auf die oben beschriebene Art einfach und preisgünstig zu Anhängern verarbeitet werden, wozu man allerdings nur die schönsten Steine verwenden sollte, die zudem auch in ihrer Größe und Form als ansprechende Anhänger in Frage kamen.

Solche Trommelstein-Anhänger verwende ich meistens bei Kindern, da sie nicht so stark in ihrer Wirkung wie die im Folgenden beschriebenen Anhänger sind. Viele Arten von Anhängern mit hochwertigen Edelsteinen werden Kindern energetisch schnell zu viel und sind außerdem zu kostspielig, wenn etwa eine kinderreiche Familie für jedes Kind einen Heilstein-Anhänger erwerben möchte. Auch lässt sich die Intensität der Steine je nach Größe des Trommelsteins sehr gut individuell abstimmen, da jüngere und kleinere Kinder immer auch kleinere und sanfter wirkende Steine benötigen als größere Kinder oder Jugendliche. Größere Trommelsteine eignen sich zudem auch sehr gut für Erwachsene als Anhänger und sind die preislich günstigste Lösung, will man sich ein Sortiment verschiedener Heilstein-Anhänger zulegen, die man je nach Bedarf verwenden möchte.

Der Nachteil von Trommelstein-Anhängern liegt allerdings darin, dass sich die angeklebten Metall-Tulpen nach einiger Zeit ablösen können oder gebohrte Stifte oft unästhetisch wirken und es viele Menschen von ihrem Empfinden her stört, dass der Stein 'verletzt' und angebohrt wurde. Hinzu kommt noch, dass Trommelstein-Anhänger lange nicht so wirksam und effektiv sind wie andere Formen, da man meist nur minderwertige Steine verwendet, die nicht so klar und farbintensiv sind wie Schleif-Qualitäten. Außerdem geht so bei vielen Heilsteinen die natürliche Kristallform verloren, in der sie gewachsen sind (Quarze, Turmaline, Berylle etc.), die maßgeblich für ihre Wirkungsintensität verantwortlich ist.

Eine weitere Form von preisgünstigen Stein-Anhängern boomte vor wenigen Jahren weltweit, als die so genannten Stein-Donuts auf den Markt kamen. Dies sind flache, runde Steinscheiben, in deren Mitte ein Loch gebohrt wurde, so dass man ganz auf metallische Fassungen verzichten konnte, da die Kette oder ein Lederband einfach durch dieses Loch gezogen wurden. Sie ähneln in ihrer Wirkung der größerer Trommelsteine, doch findet man so gut wie nie Donuts aus hochwertigen Edelsteinen, wie z.B. Smaragd, Saphir, Rubin oder Turmalin, da diese meist nicht so groß wachsen und außerdem zu teuer kämen und durch ihre Härte schwer in diese Form zu schleifen wären. Höherwertige und klare Edelsteine wurden deshalb seit jeher zu facettierten Steinen geschliffen, da durch die Facetten erst ihre Brillanz sowie ihr Farben- und Lichtspiel herausgearbeitet wird.

Hierin brachten es vor allem die vielen hervorragenden Edelstein-Schleifer Idar-Obersteins im letzten Jahrhundert zu weltweit einmaliger Perfektion, die in den letzten Jahren leider immer mehr durch Billig-Schliffe aus Drittweltländern verdrängt werden. Solcherlei geschliffene Edelsteine, als Anhänger gefasst, können durch ihre hohe Qualität (man schleift gemeinhin nur die klaren und farbintensiven Anteile eines Edelsteins) eine sehr starke Wirkung hervorbringen, wenn sie nicht durch eine rückseitige Metallplatte energetisch "gedeckelt" werden und mindestens die Größe etwa einer Erbse haben.

Da viele schöne und hochwertige Edelsteine, wie z.B. der Amethyst, in den letzten Jahren in großen Mengen gefunden wurden, war es nun möglich, recht große geschliffene Steine noch relativ preisgünstig als Anhänger gefasst zu erwerben und somit über einen intensiv wirksamen, edlen und bezahlbaren Edelstein-Anhänger zu verfügen. Für viele Steine, die natürlicherweise nicht in geometrischen Kristallformen wachsen, wie z.B. Opale oder Lapislazuli, ist es nach wie vor die energetisch wirksamste Form, sie als Anhänger direkt auf dem Körper zu tragen.

Doch machte ich vor über zehn Jahren eine außergewöhnliche Entdeckung, die es ermöglicht, viele Edelsteine noch effektiver und wirksamer als bisher als Heilsteine einzusetzen. Mir fiel auf - und dies wurde durch energetische Austestung bestätigt -, dass Edelsteine, die in einer kristallinen Struktur und geometrischen Form gewachsen waren (z.B.

Amethyst, Bergkristall, Aquamarin, Smaragd oder Turmalin), wesentlich stärker und wirksamer in dieser natürlichen Form sind als facettierte oder zu Cabouchons geschliffene Steine, obwohl diese oft qualitativ hochwertiger und teurer waren. Fasste man einen solchen natürlich gewachsenen oder einfach in seiner natürlichen Form nachgeschliffenen Kristall als Anhänger, war dieser oft wesentlich wirksamer und intensiver spürbar als rund oder eckig geschliffene Steine derselben Mineral- und Steinart (Fotos Nr. 11 - 16). Eine Erklärung hierfür fand ich dann auch in neuesten wissenschaftlichen Forschungen sowie wieder einmal bei der Traditionellen Chinesischen Medizin (TCM).

Wissenschaftliche Forschungen an Quarzkristallen ergaben, dass diese meist entlang ihrer gewachsenen stiftartigen Form über eine optische sowie elektromagnetische Achse verfügen und entlang dieser Längsachse Lichtimpulse sowie feine elektrische Ströme weiterleiten und beschleunigen in Richtung ihrer Spitze, an der diese Energien gebündelt austreten. Zerstört man diese natürliche Kristallform durch Schleifen, geht

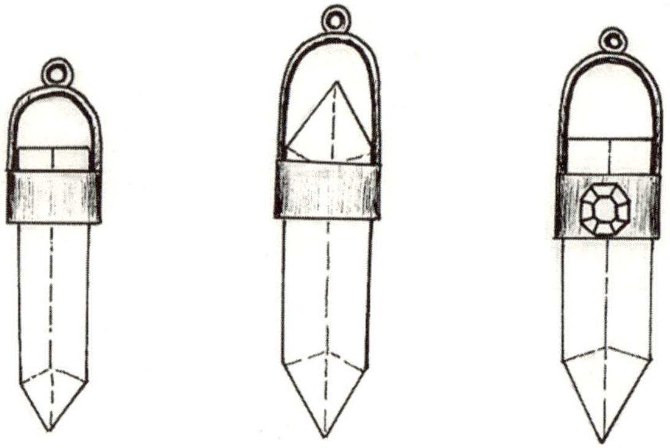

Einzelspitze *Doppelenderform* *Einzelspitze mit aufgesetztem geschliffenen Edelstein*

Klassische Anhängerformen von Quarzkristallen, die als Heilsteinschmuck sowie als Pendel optimale Verwendung finden.

ein Großteil dieses Effekts verloren, der gerade bei Anhängern äußerst wirksam energetisch zur Geltung kommt. Denn von der Akupunktur her ist bekannt, dass entlang der Mittelachse des Körpers die stärkste und wichtigste Energiebahn (Meridian) des gesamten feinstofflichen Energiesystems verläuft, die alle anderen paarig symmetrisch am Körper verlaufenden Meridiane mit Energie versorgt und der die Bedeutung zukommt, wie sie Starkstromleitungen zur Energieversorgung einzelner Dörfer und Häuser darstellen. Da alle am Körper getragenen Anhänger automatisch durch ihr Eigengewicht genau über der Körpermitte hängen, kommen sie naturgemäß auch auf dem Verlauf dieses Haupt-Meridians zum Aufliegen. Der Strom feinstofflicher Energie in diesem Haupt-Energiekreislauf verläuft nun auf der Wirbelsäule aufwärts und an der Vorderseite des Körpers abwärts, einen immer währenden Energiekreislauf bildend. Befindet sich ein länglicher, gerade gewachsener Kristall eines Edelsteins genau auf dem Verlauf dieses Haupt-Meridians, wirkt er durch die eben genannten Gründe automatisch wie ein Motor oder eine Energiepumpe auf den wichtigsten Energiekreislauf des Körpers ein und stimuliert diesen Energiefluss.

Diese Erkenntnis eröffnet einen effektiveren Einsatz vieler Edelsteine als Heilsteinanhänger; denn egal ob in seiner naturgewachsenen oder in seiner nachgeschliffenen Form, erlebte ich immer wieder, dass Kristallanhänger weit effektiver und gesundheitlich unterstützender wirkten als rund oder facettiert geschliffene Anhängersteine desselben Minerals, selbst wenn sie qualitativ minderwertiger oder kleiner waren als vergleichbare verschliffene Exemplare. Auf dieser Erfahrung aufbauend, konnte ich zukünftig Heilsteinanhänger immer effektiver einsetzen und so manches Mal beeindruckende Selbstheilungseffekte bei den Menschen beobachten, die diese Anhänger trugen. Am universell wirksamsten stellten sich dabei alle Kristall-Anhänger aus Quarz heraus, die deshalb wohl inzwischen in fast allen Mineralienläden zu finden sind. Das hängt sicher auch damit zusammen, dass das Bindegewebe, durch das die Energieströme der Akupunkturbahnen verlaufen, genauso wie die Quarzkristalle zum Großteil aus Silizium besteht und dadurch eine natürliche Affinität vorliegt.

Allen Quarz-Kristall-Anhängern ist gemeinsam, dass sie allgemein das Energieniveau anheben, beleben, Müdigkeit und Erschöpfungszustände vertreiben und reinigend und entgiftend auf Körper, Emotionen und Geist wirken. Trotzdem gibt es noch erhebliche Unterschiede in der Wirkung und Wahrnehmung der einzelnen Quarzvarietäten.

Der weiße Bergkristall (Foto Nr.16) wirkt mehr zentrierend, festigend, vermittelt Klarheit, Ruhe und Ausgewogenheit, festigt das Bindegewebe und hilft, ordnende Strukturen in unserem Geist sowie bei körperlichen Prozessen einzuleiten.

Der schwarze bis silbrig-grau farbene Rauchquarz wirkt verstärkt auf körperliche und geistige Erschöpfungszustände. Er belebt, fördert die Durchblutung, wärmt bei Kältegefühlen und ist ein bewährter Schutzstein gegen negative Emotionen und Gedankenenergien von Mitmenschen, angefangen beim Mobbing bis hin zu schwarzmagischen Angriffen. Auch wirkt er unterstützend zur Raucherentwöhnung, belebt Herz und Lunge (wenn in Herzhöhe getragen), gibt stressgeplagten Menschen neue Kraft und stärkt bereits geschwächte Organe.

Der Citrin (Foto Nr.11), der von goldgelb bis gelbgrün in seiner Farbe variieren kann, schenkt mehr Mut, Selbstvertrauen und Selbstbewusstsein, wirkt Depressionen und Schwermut entgegen und fördert eine optimistische Grundhaltung. Da er auch eine natürliche Affinität zum Magenbereich, zur Bauchspeicheldrüse, den Nieren und der Blase hat, kann er auch stark entgiftend und entwässernd wirken sowie belebend auf die eben genannten Organe.

Der Amethyst, der violette Vertreter der Quarzfamilie, weicht verhärtete und verkrustete Strukturen und Zustände auf, wirkt transformierend auf allen Ebenen, sei es geistig, seelisch oder körperlich, und ist daher der am häufigsten verwendete Heilstein bei Krebs oder Tumorbildungen.

Auch wenn ich es selbst einmal erlebte, dass eine alte Dame durch das Tragen eines noch zusätzlich energetisch aufgeladenen Amethyst-Anhängers sich selbst von ihrem Krebs heilte, obwohl sie medizinisch bereits austherapiert war, sollte man auf keinen Fall glauben, dass es nun bei einer Krebserkrankung reichen würde, einfach einen Amethyst-Anhänger zu tragen und der Tumor würde sich in Luft auflösen. Es muss die eigene intensive Arbeit an sich selbst hinzukommen – und zwar auf allen Ebenen. Eine amerikanische Statistik über Menschen, die sich selbst von Krebs geheilt hatten, ergab, dass alle diese Menschen drei gemeinsame Faktoren berücksichtigt und vorgenommen hatten, die ihnen offensichtlich erst die Basis zu ihrer Selbstheilung ermöglichten. Dies war zum einen, dass sie ihr Alltagsleben komplett umgestellt hatten, angefangen von Ernährungs- und Alltagsgewohnheiten, bis zum Ausschalten von Stressfaktoren; zum Zweiten entwickelten sie eine tiefe Dankbarkeit gegenüber dem Leben, statt sich ständig als Opfer des Lebens und der sie umgebenden Menschen zu fühlen; und drittens hatte bei all diesen Menschen eine spontane Religiosität eingesetzt. Diese muss nicht auf eine Kirche oder Glaubensrichtung fixiert sein. Alle diese Menschen hatten sich innerlich wieder auf eine höhere Macht und Intelligenz eingelassen und sich ihr zugewandt, egal wie man sie benennen will. Dies kann auch nur bedeuten, dass man wieder an sich selbst glaubt und sein eigenes Höheres Selbst, den eigenen göttlichen Anteil in sich selbst, sucht und aktiviert. Doch kann der Amethyst helfen, genau diese drei Komponenten wiederzuerwecken und somit verwandelnd auf einen Menschen einzuwirken, so dass dieser seine Selbstheilungskräfte und Möglichkeiten erkennt und entwickelt.

Der Rutilquarz, auch Engelshaar-Kristall genannt, ist durchzogen von leuchtenden Titanium-Nadeln, die meist weiß, silbrig oder goldfarben schimmern und für Geweberegenerierungen sowie bei allen Arten von Gelenk-Problemen äußerst förderlich sind. Auch wirkt er sehr angenehm auf den oberen Verdauungsbereich und fördert alles, was mit der inneren Vernetzung verschiedener Ebenen zu tun hat. Der Rosenquarz ist allerdings als Anhänger nicht so stark wie die anderen Vertreter der Quarzfamilie, da er nicht in großen Einzelspitzen wächst und künstlich in diese Form geschliffen wird, so dass er nicht über den vorher erwähnten starken Energiefluss entlang der Kristallform verfügt. Trotzdem kann er Geborgenheit, Selbstliebe und Sanftheit schenken, insbesondere wenn man gerade emotionale Schocks durch Trennung oder Verlust eines geliebten Wesens erfahren hat.

Weitere wichtige Heilsteine, die man in ihrer ursprünglich gewachsenen Kristallform wunderbar als Anhänger tragen kann, sind außer den Quarzen insbesondere Turmaline (Foto Nr. 19), Smaragde (Foto Nr. 13), Aquamarine, Goldtopase (Foto Nr. 15) sowie auch unbekannte Heilsteine, die in einer schönen Kristallform wachsen, wie z.B. der Rhodochrosit (Foto Nr. 14), Danburit, Apatit, um nur einige zu nennen. Auch finden sich gelegentlich kleinere gewachsene Kristalle von Saphir und Rubin, die ebenfalls wunderbar für diesen Zweck geeignet sind.

Turmalin, der in leuchtenden Farben vorkommen kann (Foto Nr. 19), wird nicht zu Unrecht so manches Mal als König der Heilsteine bezeichnet, und man findet hin und wieder recht ansehnliche und meist außergewöhnlich starke Einzelkristalle von mehreren Zentimetern. Außer dem schwarzen Turmalin, der im Kapitel über Elektrosmog und Schutz vor Monitorstrahlung besprochen wurde, sind die farbigen Turmaline wegen ihrer Seltenheit meistens sehr teuer, doch eigentlich fast immer ihr Geld wert. Man sollte darauf achten, dass ihre Spitze nicht abgebrochen ist und sie je nach ihrer Farbe in unterschiedlicher Höhe getragen werden. Der Turmalin wirkt oft noch da, wo andere Steine bereits versagen, und man kann ihn zu recht als Stein des Durchbruchs bezeichnen, der hilft, alte seelische oder körperliche Schmerzzustände aufzulösen und durch seine enorme Energieleitfähigkeit manchmal binnen Sekunden Erleichterung zu verschaffen. Gerade die rosa bis weinroten Exemplare sowie die grünen Turmaline, die ich für Menschen austestete, die massive emotionale Schocks erlebt hatten, bewirken, schon als kleinste Turmalinkristall-Anhänger getragen, unglaubliche Erleichterung im Gefühlsleben. Die Betroffenen waren über diesen "Heiler des Herzens" äußerst dankbar, der ihnen dazu verhalf, lang vermisste Lebensfreude und Glücksgefühle wieder neu zu erwecken.

Kristalle von wasserblauen Aquamarinen wirken sich vornehmlich bei Problemen des Halsbereichs erstaunlich heilsam aus, egal ob es sich um Schilddrüsenprobleme, häufige Erkältungssymptome im Rachenbereich, Mandel-, Kehlkopf-, Speiseröhren- oder Luftröhren-Beeinträchtigungen handelt. Selbst bei manchen Tumorbildungen im Mund- bis Halsbereich sowie bei massiven Sprach- oder Ausdrucksproblemen erfuhr ich immer wieder von starken Selbstheilungsprozessen, die in Verbindung mit im Halsbereich getragenen Aquamarin-Kristallen standen.

Der grüne Smaragd, der natürlicherweise ebenfalls in stiftartigen, länglichen Kristallen wächst, sollte fast immer im Herzbereich getragen werden, da er sich dort heilsam auf Herz und Lunge sowie unverarbeitete Trauergefühle positiv auswirkt. Er löst innere emotionale Blockaden auf, und häufig erzählten mir Menschen, dass der Smaragd spontan starke Trauergefühle, die unverarbeitet und unterdrückt seit Jahren latent vorhanden waren, einfach verwandelte. Ein befreiendes Weinen setzte ein, wodurch psychosomatisch bedingte Atemprobleme oder Herz- und Kreislaufbeschwerden abnahmen, obwohl viele der Betroffenen sich dieses Zusammenhangs bis dahin nicht bewusst waren. Ebenfalls kleine, aber sehr schöne Kristalle bildet der echte Goldtopas, auch Edel- oder Imperialtopas genannt, den man wegen seiner geringen Größe nicht unterschätzen sollte. Gerade bei ihm gilt der Spruch: „Klein, aber fein." Durch seine helle bis dunkle goldene Honigfarbe kann man bereits erkennen, dass er eher tiefer im Solarplexus-Bereich getragen werden sollte, wo er als Kristall-Anhänger wahre Wunder vollbringen kann. Der Goldtopas kann bei allen Arten von Magen- und Verdauungsproblemen sowie auch bei depressiven Verstimmungen ungeahnte Hilfe und Verbesserung schenken. Bei Gefühlsverstimmungen, emotionalen Einbrüchen oder asthmatischen Beschwerden sollte er aber meist in Höhe des Herz-Chakras (Brustbeinmitte) getragen werden.

Wie man aus den genannten Beispielen ersehen kann, trifft auch hier wieder in den meisten Fällen die farbliche Zuordnung zu den Chakras zu, so wie sie am Beginn dieses Buches aufgezeigt wurde. Hellblaue Kristalle werden daher am häufigsten im Halsbereich ihre Wirkung zeigen und sollten deshalb so hoch wie möglich, je nach Halsumfang, an einer 40 - 50 cm langen Kette getragen werden. Grüne und rosarote Kristalle an einer 55 - 60 cm langen Kette in Höhe des Herz-Chakras, während goldgelbe Kristalle an 70 - 85 cm langen Ketten in Höhe des Solarplexus zum Aufliegen kommen sollten. In Einzelfällen kann es allerdings auch hier wieder zu Ausnahmen kommen, so dass beispielsweise hellblaue Kristalle in Magenhöhe getragen werden sollten, um entzündete Magenschleimhäute zu beruhigen, während man grüne oder rosarote Kristalle in Halshöhe verwenden kann, damit gestaute Gefühle zum Ausdruck kommen. Nimmt man sich ein wenig Zeit und Muße, so findet man meist selbst schnell heraus, wo die optimale Höhe eines Anhängers liegt, indem man den Anhänger zwischen zwei Fingern hält und ihn langsam in Längsrichtung auf der Körpermitte auf- und abwärts bewegt. Nach einigen Malen werden Sie feststellen, dass in einer bestimmten Höhe ein Gefühl von Stimmigkeit oder Einrasten entsteht, so als würde der Körper an dieser Stelle den Anhänger förmlich ansaugen. Dies ist dann tatsächlich die passende Höhe. Man sollte diesem Gefühl vertrauen, auch wenn es anfangs nur schwach wahrzunehmen ist, und die Kettenlänge exakt so abstimmen, dass der Anhänger dort zum Aufliegen kommt. Auf keinen Fall sollte man mehrere Anhänger, die anscheinend alle heilsam und unterstützend für einen sind, nebeneinander an derselben Kette tragen, da sie dadurch nicht mehr gerade auf dem HauptMeridian zum Liegen kommen, sich gegenseitig überlagern und ihre Spitzen den Energiefluss seitlich ablenken, was sich eher unheilsam auswirken dürfte.

Wollen Sie mehrere Anhänger gleichzeitig einsetzen, dann tragen sie jeden Anhänger einzeln an einer Kette in unterschiedlichen Höhen und spüren oder testen Sie, auf welchem Chakra die Anhänger jeweils stimmig sind. Tragen Sie nie mehr als maximal drei Anhänger auf drei Chakras verteilt. Dies sind die drei Chakras, die maßgeblich durch Tragen von Anhängern positiv beeinflusst werden können und zudem auch bei Menschen am häufigsten gestört sind oder in deren Wirkungsbereich sich Krankheiten niederschlagen. Werden diese drei mittleren Energiezentren des Menschen durch das Tragen von Heilstein-Anhängern dauerhaft in Balance gebracht, wirkt sich dies spürbar heilsam und positiv auf alle körperlichen, seelischen und geistigen Ebenen aus.

Tragen Sie Anhänger genauso wie Edelsteinketten am besten immer direkt auf der Haut, da sie dadurch wirksamer sind, als wenn sich Kleidung dazwischen befindet. Insbesondere Seidenhemden oder Seidenunterwäsche wirken stark abschirmend und bremsen die Wirkung, wenn sie dazwischenliegen. Auch besteht gerade bei Anhängern an langen Ketten leicht die Gefahr, dass sie etwa beim Bücken aus Versehen an ein Waschbecken schlagen und zerbrechen. Sie sollten deshalb unter der Kleidung direkt auf der Haut getragen werden.

Ein weiterer wichtiger Aspekt, der bei Kristallformen als Anhänger zu beachten ist, ist folgender. Die meisten naturgewachsenen Kristalle weisen am Ende als natürlichen Wachstumsabschluss eine Spitze auf. Tragen Sie einen solchen Kristall als Anhänger, sollte diese Spitze immer nach unten hängen, da somit der Energiefluss innerhalb des Kristalls mit dem nach unten verlaufenden Energiefluss des HauptMeridians auf der Körpervorderseite übereinstimmt und so die spezifischen Energien dieses Kristalls krafvoll in den Energiekreislauf einströmen und mit ihm harmonieren. Allerdings bietet sich eine weitere Variante von Kristallwachstum ebenfalls hervorragend zum Fassen von Anhängern an, nämlich die der "Doppelender". Doppelender haben zu beiden Seiten des Kristalls jeweils eine Spitze gebildet und wirken deshalb nach beiden Flussrichtungen ausgleichend und ausbalancierend zu den nächstliegenden Energiezentren. Sie wirken besonders ästhetisch und ansprechend auf den Betrachter, kommen aber äußerst selten in der Natur vor und sind deshalb wesentlich teurer als einspitzige Kristalle. Am häufigsten finden wir diese Wachstumsvariante noch beim Bergkristall, obwohl sie auch hier die Ausnahme ist. Natürliche Doppelender sind deshalb für alle Steinliebhaber, insbesondere für die, die sich mit Heilsteinen befassen, immer kostbare und begehrte Kleinode.

Ich werde immer wieder auf den Unterschied ansprochen, der zwischen natürlich gewachsenen und nachgeschliffenen Kristallen besteht, da gerade bei den Quarzkristallen, insbesondere den Bergkristallen, viele Kristallanhänger vorzufinden sind, die zwar über die den Quarzen typische sechsflächige Form und Spitze verfügen, aber offensichtlich nachgeschliffen wurden. Solange der Kristall durch den Schliff nicht in seiner Wachstumsrichtung verändert wurde, ist meistens nichts dagegen einzuwenden, auch wenn gegen solcherlei geschliffene Kristalle in der Heilsteinszene viele Vorurteile und Widerstände bestehen. In den meisten Fällen handelt es sich um Kristalle, die verkratzt oder mit leicht beschädigter Spitze vorgefunden wurden und durch das Nachschleifen äußerlich sowie auch energetisch wieder 'in Form' gebracht wurden, was durchaus legitim ist und zudem die Farbe, Klarheit und Schönheit des Kristalls stärker hervorhebt und betont.

Auch zu Doppelendern geschliffene Kristalle erhalten tatsächlich durch die dazugeschliffene Spitze die ausgleichende Wirkung eines Doppelenders, und ich konnte immer wieder feststellen, dass gerade durch das Nachschleifen von Kristallen deren Wirkung rascher zum Entfalten kam als bei naturbelassenen, was der therapeutischen Wirkung eher zuträglich ist.

Begreiflicherweise sind naturbelassene Kristallformen sehr individuell und dadurch einmalig und wirken natürlicher. Doch sind perfekte Naturkristalle, die trotzdem brillant und klar sind, sehr selten und dadurch auch wesentlich teurer. Gerade bei Bergkristallen kommen nachgeschliffene Doppelender in ihrem Energiefluss gleichmäßiger und harmonischer zur Wirkung als so manche natürliche Doppelender, deren zweite Spitze oft krumm, aufgesplittert oder kümmerlicher als die erste Spitze gewachsen ist.

Gehen Sie im Zweifelsfall, wenn Sie die Auswahl haben, einfach nach Ihrem Gefühl und spüren Sie, welcher Kristall zu Ihnen möchte und sich passend anfühlt. Ich kenne von beiden Kategorien wunderschöne und intensiv wirkende Anhänger, da bei meinen energetischen Austestungen manchmal die naturbelassenen Kristalle stärker ausschlagen, während beim nächsten Fall nachgeschliffene Kristall-Anhänger passender und stimmiger erscheinen.

Königlicher Schmuck

Wertvoller Schmuck, insbesondere mit eingearbeiteten Edelsteinen, blieb in alten Zeiten nur den Mächtigen, Fürsten und Königen eines Landes vorbehalten, da er nur für sie überhaupt erschwinglich war. Nach heutigen Maßstäben waren aber sogar die in Königskronen verarbeiteten Edelsteine meist minderwertiger Qualität, und es gab noch keine Technik, die härtesten Edelsteine, wie Rubine, Smaragde, Saphire und Diamanten, fachgerecht zu schleifen. So konnte ich in der Wiener Schatzkammer des Staatlichen Museums die Kaiserkrone Karls des Großen genauer betrachten, nur um festzustellen, dass der zentral eingearbeitete Amethyst, der als alpiner Amethyst damals wohl das teuerste, größte und schönste Stück Europas darstellte, in heutiger Zeit für ein paar Euro als Trommelstein tonnenweise in allen Steinläden vorzufinden wäre.

Heutzutage gibt es Amethyste auf dem Markt, die in ihrer Größe, Farbintensität, Klarheit und Schönheit erst seit der Mitte des letzten Jahrhunderts durch die Erschließung brasilianischer Edelstein-Minen überhaupt gefunden und durch die gleichzeitige Entwicklung der Edelsteinschleifkunst in Idar-Oberstein zu brillanten Schmucksteinen verarbeitet werden konnten. Dies trifft auf fast alle gängigen Edelsteine zu, die auf dem Markt sind, und kaum ein Mensch, der sich heutzutage einen hochwertigen Edelstein oder ein Schmuckstück mit eingearbeiteten wertvollen Edelsteinen leistet, ist sich darüber im Klaren, dass nicht einmal die mächtigsten Könige der Welt in früherer Zeit über solche erlesenen Edelsteine oder Auswahlmöglichkeiten verfügten, wie es heute fast jedem Menschen möglich ist. Viele der heute angebotenen Schmuckstücke sind im wahrsten Sinne des Wortes bereits königlicher Schmuck oder wären es zumindest in alter Zeit gewesen. Allerdings war bereits vor vielen Jahrhunderten die Goldschmiedekunst sehr hoch entwickelt, was man gerade bei den königlichen Insignien, Krone, Reichsapfel und Zepter, in den Museen der Welt bewundern kann. Gerade diese drei repräsentativen Gegenstände der Herrscherwürde von Königen und Kaisern lassen aber Rückschlüsse zu, dass den Eingeweihten vergangener Zeiten doch bestimmte energetische Gesetzmäßigkeiten im Zusammenhang mit der Wirkung von Edelsteinen und Metallen bekannt waren und in den Kronjuwelen ihren Ausdruck fanden. Offensichtlich hatten von ihrem Ursprung her alle Kronen energetisch gesehen die Aufgabe, durch die Wirkung des Goldes und der darin eingearbeiteten Edelsteine anregend und energieverstärkend auf das Bewusstsein des Herrschers einzuwirken und damit die geistige Klarheit, Ausstrahlung, Machtfülle und den Herrscherwille des Trägers zu fördern und zum Ausdruck zu bringen.

Jedem Menschen, der schon einmal die Wirkung eines Edelsteins an sich selbst erfahren hat, dürfte selbstverständlich klar sein, dass solche auf dem Kopf getragenen Kronen eine unglaublich starke Einwirkung auf die beiden oberen Energiezentren eines Menschen haben und sein Gemüt sowie seine geistige Verfassung damit extrem beeinflussen. Sinnigerweise wurden die Kronen von männlichen Herrschern auch immer in Gold gefertigt und die von ihren weiblichen Mitregentinnen fast immer in Silber, was der natürlichen Zuordnung von Gold und Silber entspricht (Yin/Yang).

Allerdings schien man mit der Wirkung verschiedenfarbiger Steine auf die verschiedenen Chakras des Körpers noch keine umfassenden Erfahrungen gemacht zu haben und sich nicht bewusst gewesen zu sein, dass etwa violette und blaue Steine bei der Einarbeitung in Herrscherkronen grundsätzlich harmonisch und passend zur Verstärkung der beiden Kopf-Chakras dienlich sein können sowie Weisheit, Inspiration, Klarheit und Selbsterkenntnis fördern, während rote und orangene Steine sich hier eher störend bemerkbar machen. Sie können den Träger eventuell hysterisch, überaktiv oder machtbesessen stimmen; goldgelbe Steine in einer Krone dagegen zu Selbstüberschätzung,

Selbstverherrlichung und übertriebenem Expansionsdrang verleiten. Grüne Steine vermögen zu übertriebener Gefühlsduselei, Launigkeit und Emotionalität anzuregen.

Für statistische Auswertungen und Vergleiche von Herrscherkronen und deren Auswirkungen auf den jeweiligen Träger waren wohl die Zeitabstände der einzelnen Dynastien zu groß, als dass in damaliger Zeit einem eingeweihten Beobachter Zusammenhänge aufgefallen wären. Außerdem verarbeitete man einfach die wertvollsten, schönsten und größten Steine, die zu damaliger Zeit jeweils zur Verfügung standen. Aber auch Zepter und Reichsapfel sprechen eine deutliche Symbolsprache, dass es des Herrschers Aufgabe war, die polaren Gegensätze in sich und in seinem Reich in ausgewogener Balance zu halten. Die Kugelform in der linken Hand stellt die weibliche, intuitive, empfangende Seite dar (Yin), während das Zepter, in seiner phallischen Form, in der rechten Hand gehalten, die gebende, aktive, männliche und dynamische Seite (Yang) repräsentiert. Doch nicht nur an diese drei klassischen Herrscherinsignien denkt man heutzutage, wenn man sich königlichen Schmuck vorstellt, sondern auch an Gemälde oder Kinofilme, in denen ehemalige Herrscher behangen mit riesigen Amuletten und Schmuckanhängern dargestellt werden, wie sie in heutiger Zeit nicht mehr üblich sind. Oft machte ich mir dabei Gedanken, wie intensiv und mächtig wohl diese Anhänger gewirkt haben mögen und welche unglaublichen Möglichkeiten sich hier energetisch böten, wenn man dabei auf alle die heute existierenden Heilsteine sowie auf die großen Einzelkristalle zurückgreifen würde und diese sinnvoll und energetisch passend kombinierte.

So wuchs im Lauf der Jahre in mir immer mehr die Idee heran, einen wahrhaft königlichen Schmuck zu entwickeln, der auch von modernen Menschen getragen werden kann. Er wäre wesentlich stärker in seiner Heilwirkung als herkömmlicher Schmuck, ästhetisch und ansprechend und außerdem noch bezahlbar. Anhand dieser mir selbst gestellten Vorgaben setzte ich nun die wichtigsten Energieprinzipien als Anhänger um, wie ich sie im vorangegangenen Kapitel skizziert habe. Dabei machte ich aus der Not eine Tugend, die sich als äußerst unterstützend und wirksam herausstellen sollte. Mir war bewusst, dass es nicht nur sehr kostspielig werden würde, mehrere schöne Einzelkristalle hochwertiger Edelsteine, wie Smaragde, Aquamarine und Turmaline, zu Anhängern zu fassen, sondern dass es einfach auch zu wenige solcher Einzelkristalle auf dem Markt gibt, um damit regelmäßige Schmuckserien von Anhängern aufzulegen. Auch werden recht klare und farbintensive Kristalle dieser Edelsteine meist schon direkt in den Herkunftsländern zu Cabouchons oder facettierten Schmucksteinen verschliffen, so dass man immer seltener die Chance erhält, an solche exklusiven, aber natürlichen Kristalle zu kommen.

Als ich deshalb eines Tages an eine günstige Partie geschliffener facettierter Edelsteine gelangte, hatte ich einen Einfall, indem ich mir die Wirkung von Quarzen zu Nutze machte. Da alle Quarzkristalle feinstoffliche Energien verstärken und anheben und außerdem durch ihre Kristallform weiterleiten und beschleunigen, sind sie ideal, um mit kleinen geschliffenen, aber hochwertigen Edelsteinen kombiniert zu werden, deren Energie sie ebenfalls verstärken und als Träger weiterleiten.

Setzt man also einen geschliffenen kleinen Edelstein, der von sich aus nicht sonderlich intensiv spürbar oder wirksam wäre, auf den Quarzkristall auf und kombiniert sie zu einem Anhänger, wirkt der Quarz als Verstärker und trägt dessen Energie beschleunigt und intensiviert weiter, so dass man die Energie und Wirkung erhält, als würde man einen wesentlich teureren Kristall des selteneren aufgesetzten Edelsteins tragen. Dieses Prinzip wurde mir immer wieder bestätigt, und ich konnte es auch durch radiästhetische Messungen überprüfen. Wichtig ist dabei allerdings, dass die geschliffenen Steine relativ klar, farbintensiv und hochwertig sind sowie direkt auf dem Quarzkristall aufsitzen und die Energieübertragung nicht durch eine Metallplatte zwischen den beiden Steinen unterbrochen wird.

Durch all die mannigfaltigen Kombinationsmöglichkeiten, die sich hierbei ergeben, konnte ich Heilstein-Anhänger gestalten, die äußerst wirksam und auf den jeweiligen Träger individuell zugeschnitten waren. Ich testete zum einen die bestgeeignetste Quarzvariante und Farbe aus und dazugehörig den stimmigsten geschliffenen Edelstein als Aufsatz, der, wie beschrieben, durch den “Träger-Kristall” eine enorme Verstärkung erfuhr.

So entwickelten sich die unterschiedlichsten Anhänger-Kombinationen für unterschiedlichste Zwecke und Anwendungsbereiche.

Gestresste, erschöpfte Manager oder Mütter fühlten sich beispielsweise mit Feueropal, Rubin oder Granat auf dunklem Rauchquarz sofort wieder besser und energiegeladener (in Höhe des Herz-Chakras getragen). Menschen, die starke Gefühlstraumata, Schocks oder emotionale Verletzungen zu verarbeiten hatten, empfanden die Kombination von Rosenquarz oder Amethyst mit aufgesetzten Smaragden als besonders heilend und harmonisierend, während andere, denen alles gleich auf den Magen schlug und die im Bereich des Solarplexus ihre Schwachstelle hatten, eine deutliche Besserung durch die gelblichen Citrine oder Rutilquarze erfuhren, denen ein Goldtopas, Smaragd oder rosa Turmalin aufgesetzt wurde (siehe auch die Farbtafeln).

Auch mit Kristallen anderer Edelsteine funktionierte dieses Kombinationsprinzip wunderbar, und es ergaben sich sehr starke sowie ausgesprochen schön anmutende Heilstein-Anhänger. Für alle Probleme im Hals- und Kehlkopfbereich wirkte sich die Kombination von dunkelblauen Saphiren auf hellblauen Aquamarin-Kristallen sehr heilsam aus. Die Kombinationen der verschiedenen Turmalinfarben erwiesen sich als wahre Herz- und Gefühlsheiler, und verschiedenste geschliffene Edelsteine, auf echten Goldtopas-Kristallen gearbeitet, wirkten nicht nur bei Magengeschwüren und Verdauungsproblemen wahre Wunder, sondern verhalfen den Trägern wieder zu einem sonnigen und positiv gestimmten Gemüt und ausgewogener, optimistischer Gefühlslage. Weitere interessante Entwürfe und Heilstein-Anhänger sind im Fototeil dieses Buches ersichtlich, die viele Bewunderer bereits von sich aus als “königlichen Schmuck” bezeichneten und deren Wirkungen ich kurz erläutern möchte:

Foto Nr. 12:
Weinroter Turmalin auf schwarzem Turmalin (Schörl)
Leitet negative Emotionen und alte Gefühlsenergien ab, wirkt stabilisierend und heilend auf Herz und Lunge.

Foto Nr. 13:
Vier Smaragd-Kristalle, in Kreuzform gefasst, mit einem zentralen rosa Turmalin-Cabouchon
Zarte Energiekomposition, um alte Gefühlsverletzungen zu heilen und das Herz wieder zu öffnen, damit Liebe fliessen kann.

Foto Nr. 14:
Geschliffener Smaragd auf seltenem Rhodochrosit-Kristall
Starke Heilstein-Kombination, energetisierend und belebend, regenerierend und kräftigend für Herz und Lunge, bei Erschöpfung und niederem Blutdruck.

Foto Nr. 4:
Rosa Turmalin-Cabouchon auf rosa opalisiertem Ammoniten (Versteinerung)
Die Spiralform des fossilen Ammoniten regt mit dem zentralen rosa Turmalin eine sanfte, von Liebe erfüllte Öffnung des jeweiligen Chakras an, auf dem sich dieser Anhänger befindet.

Auf diesem Feld sind unendlich viele und ungeahnte Kombinations-Möglichkeiten denkbar, hat man erst einmal die wichtigsten Wirkprinzipien begriffen, die hierbei zur Anwendung kommen. Aus Freude am Gestalten entwarf ich einige wenige wahrhaft königliche Heilstein-Anhänger, die meine Freunde spontan als "König-Artus-Schmuck" bezeichneten. Den Ausschlag hierzu gab wieder die Wiener Goldschmiedin Elisabeth Defner, die auch die ausführenden Arbeiten und künstlerische Gestaltung vornahm.

Foto Nr. 18:
Da ich durch jahrelanges Asthma in meiner Kindheit und Jugend sowie zwei aufeinander folgende Lungenrisse eine äußerst angeschlagene Lunge hatte, entwarf ich zur Kräftigung und Stabilisierung diese Kombination in Silber, die sich aus einem von Chlorid grün gefärbten naturbelassenen

Bergkristall, einem einfachen Malachit-Trommelstein und einem großen, geschliffenen und in Gold gefassten klaren Granat zusammensetzt.

Foto Nr. 19:
Dieser auch als Titelfoto verwendete Anhänger entstand aus einer Vision heraus und beflügelte im wahrsten Sinne des Wortes so manches Mal meine Inspiration sowie meine Arbeit bei Vorträgen und Seminaren. Dabei wurde ein äußerst seltener blauer Sprossen-Turmalin, dessen blütenartige Enden in Rosa auslaufen, in Weißgold gefasst, das als Originalabdruck von den Flugschwingen eines Hirschkäfers stammt.

Eine ausgewogene Ergänzung nach beiden Seiten erfährt dieser Anhänger durch den im oberen Teil gefassten Rubin und den dreieckigen Diamanten. Er erinnert an eine Engels-Darstellung, die er energetisch auch repräsentiert.

Abschließend sei noch einmal betont, dass solche einzigartigen, handtellergroßen Anhänger und Amulette durch die Größe der verarbeiteten Edelsteine, ihre Kombination, Form und eigene Vision, aus der heraus sie entstanden sind, über eine enorme energetische Ausstrahlung verfügen und deshalb eigentlich nur stundenweise getragen werden sollten, da sie so kraftvoll sind, dass nach wenigen Stunden schon eine Überreizung eintreten kann, die sich in Nervosität, Hitzewallungen oder außergewöhnlichen geistigen Zuständen ausdrückt.

Einige Bekannte von mir, denen ich diese Anhänger probeweise zum Tragen gab, fühlten sich zwar sehr gut damit, mussten die Anhänger aber bereits nach kurzer Zeit wieder ablegen, weil es ihnen 'zu viel' wurde. Plant man deshalb, sich ein 'königliches' Schmuckstück anfertigen zu lassen, sollte man genügend Zeit und Muße aufwenden, um passende Steine in der geeigneten Größe und Zusammenstellung herauszufinden sowie diese energetisch auszutesten, sodass man sie wirklich als heilsam und stimmig für einen empfindet. Dabei sollte das Gesamtwerk durch innere Visionen und Bilder entstehen. Die Arbeit müsste dann ein Goldschmied ausführen, der über ein Gefühl für Steine verfügt, deren energetische

Wirkungen kennt und sich auf die Vision des Auftraggebers einschwingen kann. Beachtet man all diese Punkte, wird man sein Leben lang viel Freude, Selbstheilung und beglückende innere Erfahrungen mit seinem königlichen Schmuck erleben, den man bald nicht mehr missen möchte.

Radiästhetische Austestung von Schmuck mittels Pendel

Praktische Pendel-Anleitung

Die Benutzung eines Pendels zur energetischen Austestung ist keine mystische Angelegenheit oder gar Geisterbeschwörung, wie manche Menschen fälschlicherweise glauben. Wenn man lernt, den Pendel richtig zu gebrauchen, ist es eine große Hilfe, um feinstofflich-energetische Zusammenhänge exakt und präzise in kürzester Zeit auszutesten. Dies kann eine große Lebenshilfe werden, die man zukünftig nicht mehr missen möchte. Hat man einige Übung im Pendeln gewonnen, kann man für alle alltäglichen sowie persönlichen und gesundheitlichen Belange, in denen man unschlüssig und unsicher ist, sich zu entscheiden, energetisch austesten, was für einen selbst wirklich stimmig und heilsam ist. Man erspart sich damit so manche Fehlentscheidungen, die auf Kosten der Gesundheit, des Geldbeutels, seiner Zeit oder einer harmonischen inneren Seelenlage gehen würden.

So könnte man mittels eines Pendels austesten, auf welche Lebensmittel man leicht allergisch reagiert, ohne es zu merken, und welche Lebensmittel oder Diäten für einen selbst die gesündesten wären. Es empfiehlt sich jedoch, nur in Ausnahmefällen Zukunftsentscheidungen mittels Pendel zu fällen und sich nicht anzugewöhnen, jede Kleinigkeit auszupendeln. Am besten wäre es, sich auf gesundheitliche Dinge zu beschränken, da es hier den exaktesten Ausschlag gibt.

Das richtige Pendeln funktioniert dergestalt, dass man sein Körperbewusstsein sowie sein "Höheres Selbst" befragt, das ganz genau weiß, was für einen selbst stimmig und heilsam ist. Man kann diesen Persönlichkeitsanteil auch "die Stimme des Herzens" nennen, auf die leider allzu selten gehört wird. Vielleicht lässt sich mittels Pendel wieder erlernen, diese Ebene mehr zuzulassen, zu erspüren und sich von ihr leiten zu lassen, was gerade in der heutigen Zeit immer wichtiger wird, da das tägliche Leben von zahllosen Reizen und Manipulationsversuchen bestimmt wird.

Am besten funktioniert das Pendeln beim Austesten der richtigen Heilsteine, da der Körper ganz genau spürt, was für ihn stimmig und heilsam ist und dies relativ klar durch den Pendel signalisiert. Zudem strahlen auch die Edelsteine ihre spezifische Eigenschwingung aus, die vom körpereigenen Energiefeld leicht wahrgenommen werden kann.

Technische Tipps zum Pendeln

– Am besten geeignet sind alle Pendel aus Quarz, wie Bergkristall, Amethyst, Rauchquarz oder Rutil, da diese eine direkte Affinität zur eigenen Energie und der anderer Steine haben. Egal ob in Tropfenform oder als längliche Kristalle, ist es wichtig, dass sie gleichmäßig mittig und senkrecht wie ein Lot an einer Kette hängen und die Fassung garantiert, dass sie nach allen Seiten gleich leicht und ungehindert pendeln können.

– Ideal ist es, wenn Sie den für Sie optimalen und heilsamen Quarz als Anhänger und Pendel gleichzeitig nutzen. So tragen Sie Ihren Pendel immer bei sich und haben ihn griffbereit, wann immer Sie ihn benötigen.

– Der Pendel sollte nicht an einem Lederband oder einer unflexiblen Kette hängen, da er sich dann nicht ungehindert nach allen Seiten bewegen kann. Am besten geeignet sind feingliedrige Silber- oder Goldketten, die jede Bewegung mitmachen.

- Halten Sie die Kette des Pendels relativ kurz (ca. 7 - 15 cm), um einen raschen Ausschlag zu erhalten; denn je länger die Kette, umso länger braucht der Pendel, um in Bewegung zu kommen.

– Halten Sie die Kette eingerollt im Handteller, so dass das Kettenende nicht hinten wieder heraushängt; und das letzte Stück, an dem der Pendel hängt, sollte sich zwischen Daumen und Zeigefinger befinden.

– Lassen Sie beim Pendeln "Luft" unter den Achseln und halten Sie den Arm in einem Kreisboden unter leichter Spannung in der Luft. Ist nämlich der Oberarm an den Körper angezogen und der Ellbogen oder das Handgelenk eingeknickt, blockiert dies den Energiefluss im Arm und verhindert einen deutlichen Ausschlag.

– Werfen Sie gleich zu Beginn den Pendel schwungvoll ein, so dass er schwingt, und konzentrieren Sie sich dann auf Ihre Frage. Man muss den Pendel nicht starr und ruhig halten und dann abwarten, bis er sich endlich in Bewegung setzt, da dies eine Weile dauern kann, sondern kann ihn gleich in Bewegung setzen, so dass er sich nur noch für eine Richtung entscheiden muss, in die er sich einpendelt.

Die 4 Grundbewegungen des Pendels

Wissenschaftliche Untersuchungen haben ergeben, dass der Pendel nicht durch übernatürliche Kräfte oder Geister in Bewegung gesetzt wird, wie immer noch viele Menschen glauben, sondern durch kleinste unbewusste Zuckungen der Armmuskeln ausgelöst wird. Dies heißt nun nicht, dass das Pendeln Scharlatanerie wäre, weil man es selbst in Bewegung setzt, sondern bestätigt einfach nur, dass die unterbewusste Wahrnehmung die Impulse weiterleitet und durch leiseste Muskelzuckungen, die oft sogar dem Pendler verborgen bleiben, die Informationen in Pendelbewegungen umgesetzt werden, so dass man den Ausschlag 'ablesen' kann.

Man sollte verstehen, dass das Pendel nur so etwas wie den Zeiger einer Uhr darstellt. Innerhalb der Uhr ist die genaue Zeit festgehalten und der Zeiger macht sie nur ablesbar. Genauso nimmt das Unterbewusstsein

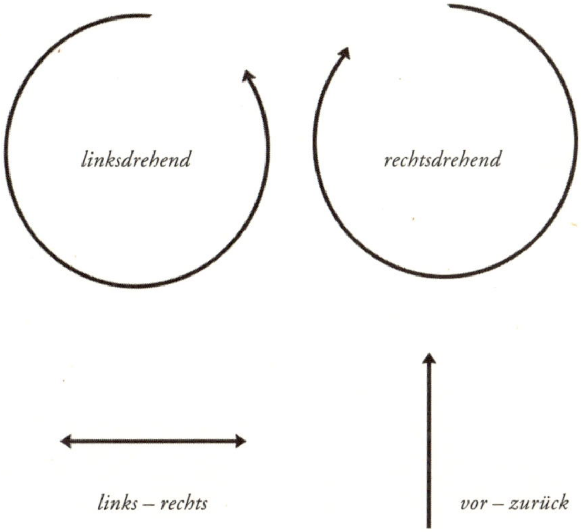

Die vier möglichen Pendelausschläge

die feinstofflichen Energien wahr, die durch den Pendel erst abgelesen werden können.

Um Missverständnisse zu vermeiden, verwendet man beim Pendeln die in der Skizze abgebildeten vier klar voneinander zu unterscheidenden Ausschläge: Der Pendel schwingt entweder links herum (gegen den Uhrzeigersinn), rechts herum (im Uhrzeigersinn), von links nach rechts (horizontal) oder vor und zurück (vertikal). Dazu lässt man den Pendel einfach losschwingen, konzentriert sich auf die Frage und wartet ab, bis der Pendel eindeutig in eine dieser Richtungen ausschlägt. Man kann mit dem Pendel nur Fragen stellen, die mit ja oder nein zu beantworten sind. Sie müssen deshalb genaue Fragen stellen und diese möglichst exakt, kurz und prägnant formulieren. Falsche Fragestellungen wären: "Soll ich dies oder das tun?" oder "Was passiert, wenn ich ...?" Die beste Frage lautet immer: "Ist es stimmig und heilsam für mich?" oder "Ist dieser Stein stimmig und heilsam für mich?" Dann geht man nacheinander über diverse Steine, hält konzentriert die Frage im Bewusstsein und wartet auf einen Ausschlag.

Grundsätzlich gibt es vier mögliche Ergebnisse als Pendelausschlag, nämlich "Ja", "Nein", "Bedingt" und "Darf nicht gefragt werden". Viele Pendler arbeiten nur mit den Antworten "Ja" und "Nein", was in vielen Fällen nicht ausreichend ist. Deshalb sollte man unbedingt einen "Bedingt"-Ausschlag hinzunehmen, der so viel bedeutet wie "im Prinzip ja, aber ...". Ist also eine Steinart prinzipiell richtig, aber der ausgetestete Stein nicht ganz der optimale, bedarf es dieses "Bedingt"-Ausschlages, um dann drei Faktoren näher abfragen zu können. Der erste "Bedingt"-Faktor betrifft die Quantität. Vielleicht benötigt man einen größeren oder kleineren Stein dieser Art. Der zweite Faktor betrifft die Qualität, wenn man einen helleren oder dunkleren, klareren oder milchigeren, einen Anhänger statt eines Trommelsteins oder einen Doppelender statt einer Einzelspitze auswählen möchte. Dies kann man dann im Detail abfragen. Der dritte Faktor eines "Bedingt"-Ausschlags kann der Zeitrahmen sein. Dieser Stein wird benötigt, aber erst in den nächsten Wochen oder Monaten. Der Stein ist prinzipiell heilsam, soll aber in bestimmten Situationen, wie in Prüfungen oder beim Autofahren, abgelegt werden. Diesen Zeitfaktor kann man dann ebenfalls im Detail näher abfragen.

Erst durch die Hinzunahme des dritten Pendel-Ausschlages ist man in der Lage, den Pendel wirklich exakt einsetzen zu können, denn es lässt sich im Leben nicht alles mit dem Schwarz/Weiß-Raster "Ja" und "Nein" beantworten – vor allem auch nicht beim Einsatz von Heilsteinen. Der vierte Ausschlag, der allerdings sehr selten vorkommt, heißt: "Dies darf nicht gefragt werden." Diese Möglichkeit soll einfach einem Missbrauch des Pendels vorbeugen, wenn man, ohne es zu bemerken, eigentlich unheilsam oder unstimmig mit dem Pendel umgeht. Das gilt dann, wenn man etwa seinen Todestag oder die Lottozahlen auspendeln möchte sowie ungefragt intime Dinge eines anderen Menschen in Erfahrung bringen will, deren Kenntnis einem nicht zusteht. Mit diesem Ausschlag gibt man dem Höheren Selbst die Möglichkeit, korrigierend einzugreifen und einem bewusst zu machen, dass man gerade im Begriff ist, den Pendel zu missbrauchen.

Viele Menschen lernen von Pendel-Lehrern, dass eine rechtsdrehende Pendelbewegung automatisch ein "Ja" und eine Linksdrehung ein "Nein" bedeutet. Es ist aber nicht unbedingt ratsam, diese Pendelausschläge anderer Menschen einfach so zu übernehmen, weshalb ich dazu rate, die Entscheidung, welcher Pendelausschlag für welche Antwort steht, seinem eigenen Höheren Selbst zu überlassen, da es ansonsten zukünftig immer wieder zu Fehlinterpretationen kommen kann. Um Ihre eigenen ganz individuellen Ausschläge zu erhalten, führen Sie deshalb für sich folgende einstimmende Meditation durch:

Einstimmungs-Meditation zur Pendel-Praxis

Halten Sie ihr Pendel als Rechtshänder in der rechten Hand, als Linkshänder in der linken und lassen Sie erst einmal Ihren Geist zur Ruhe kommen. Führen Sie nun einmal probehalber alle vier möglichen Pendelausschläge aus und rufen Sie dann im Geiste Ihr Höheres Selbst an, jenen göttlichen Anteil, der Sie eigentlich führt und leitet, Ihnen in Krisensituationen schon so manches Mal durch spontane Intuition die richtige Eingebung gegeben hat und immer genau weiß, was für Sie stimmig und heilsam ist. Bitten Sie Ihr Höheres Selbst, Sie beim Pendeln zu führen und zu leiten und versprechen Sie ihm, den Pendel in Zukunft nur zur Heilung und für heilsame Zwecke einzusetzen (und halten Sie sich zukünftig auch an dieses Versprechen!). Dann bitten Sie Ihr Höheres Selbst, Ihnen zu zeigen, wie zukünftig Ihr persönlicher "Ja"-Ausschlag aussehen wird, werfen Sie den Pendel schwungvoll ein, berücksichtigen Sie die vorher erwähnten technischen Ratschläge der korrekten Haltung und konzentrieren Sie sich auf die Antwort "Ja". Starren Sie dabei nicht auf Ihr Pendel und erwarten Sie auch keinen bestimmten Ausschlag. Lassen Sie Zuckungen und Bewegungen der Hand und des Armes zu, solange diese nicht beabsichtigt sind, um einen Pendel-Ausschlag zu ermöglichen. Halten Sie den Arm und die Hand nicht verkrampft, aber auch nicht zu lasch. Sobald der Pendel nun einige Male in einem der vier möglichen Pendelausschläge schwingt, halten Sie inne, bedanken sich bei Ihrem Höheren Selbst und schreiben sich auf ein Papier: "Mein persönlicher Ja-Ausschlag beim Pendeln ist zukünftig ....". Gehen Sie genauso weiter vor mit der Befragung von "Nein", "Bedingt" und "Darf nicht gefragt werden", bis Sie für alle vier Ausschläge einen konkreten und sich klar von den anderen unterscheidenden Ausschlag erhalten haben.

Bei der Frage nach dem "Darf nicht gefragt werden"-Ausschlag ist es auch möglich, dass Ihnen statt der letzten, vierten verbleibenden Möglichkeit der Pendel einfach 'einfriert' und stehen bleibt. Dies ist auch eine Möglichkeit der Anzeige und sollte so akzeptiert werden. Wichtig bei dieser Befragung ist es, sich exakt auf die jeweilige Antwort zu konzentrieren, da man nur einen klaren Pendelausschlag erhält, solange man sich auf die Frage konzentriert. Sobald Ihr Geist anfängt, zu zweifeln oder abzuschweifen, ist der Ausschlag des Pendels nicht mehr genau.

Haben Sie Ihre eigenen persönlichen Pendel-Ausschläge auf diese Weise herausgefunden, bedanken Sie sich bei Ihrem Höheren Selbst und beschließen Sie, dass dies zukünftig auch immer Ihre Ausschläge sind und Sie diese beibehalten.

Anleitung zum eigenen Auspendeln der stimmigen Heilsteine

Haben Sie mit dem Pendel schon etwas geübt, können Sie als Erstes einmal alle Ihre Schmuckstücke und Edelsteine, die Sie besitzen, für sich auspendeln. Legen Sie dazu am besten alle Stücke nebeneinander auf einen Tisch, reinigen Sie sie energetisch, indem Sie mit der Handfläche mehrmals darüber streichen und geistig Licht visualisieren, das alle negativen Energien auflöst. Bitten Sie geistig in einer kurzen Einstimmung Ihr Höheres Selbst, Sie beim Pendeln zu führen und gehen Sie dann jeweils direkt mit dem Pendel einige Zentimeter über jedes Stück, während Sie konzentriert die Frage halten, ob dieser Stein für Sie stimmig und heilsam ist. Lassen Sie den Pendel einschwingen, bis er einen eindeutigen Ausschlag zeigt. Dies kann am Anfang noch etwas langsam gehen, wird aber mit zunehmender Übung schneller. Schauen Sie dabei den jeweiligen Stein/Schmuckstück an und versuchen Sie, ihn dabei zu erspüren, bis der Pendel einen ihrer Ausschläge aufweist. Kommt als Antwort "Bedingt", kann dies bedeuten, dass der Stein noch nicht genügend gereinigt ist (in diesem Fall gründlicher reinigen, eventuell unter fließendem Wasser) oder einer der drei Bedingt-Faktoren trifft zu, die Sie dann genau abfragen müssen (andere Form, Größe, Farbe etc.). Haben Sie nun mehrere Schmuckstücke mit "Ja" ausgependelt, dann fragen Sie bei Anhängern die ideale Höhe ab (Kehlkopf-, Herz- oder Solarplexus-Chakra) und bei Fingerringen den idealen Finger. Kommt bei Steinketten oder Ohrringen nur ein "Bedingt"-Ausschlag, so bedeutet dies möglicherweise, dass die Steinart der Kette zwar richtig, aber die Länge nicht geeignet ist, also kürzer oder länger sein muss oder die Ohrringe an anderen Ohrpunkten angebracht werden sollten, die man ebenfalls abfragen kann ("Ist dies der stimmigste und heilsamste Punkt für mich?"), indem man beispielsweise den Ohrring ans Ohr hält und jeweils ein Stück weiterrückt oder Anhänger vor dem Körper höher oder tiefer bewegt, bis ein klarer Ja-Ausschlag an einer Stelle erfolgt. Auf diese Weise können Sie täglich immer den für Sie optimalen und unterstützendsten Schmuck austesten.

Wollen Sie gelegentlich Ihr Schmuck- und Heilstein-Sortiment erweitern, damit Sie ein möglichst breit gefächertes Schwingungsspektrum zur Auswahl haben, können Sie, wenn Sie Ihren Pendel dabei haben, jeweils angebotene Schmuckstücke oder Steine im Laden direkt auspendeln. Sie vermeiden so den Kauf eigentlich unnötiger oder für Sie energetisch nicht passender Stücke. Haben Sie keine Hemmungen, dies zu tun! Ich sehe immer wieder Menschen, die mittels Pendel ihre geeigneten Steine in Läden austesten, und Verkäufer wie Ladenbesitzer haben sich in den letzten Jahren bereits an pendelschwingende Kunden gewöhnt. Kommen für Sie gleich mehrere Steine oder Schmuckstücke in Frage, die Sie nicht alle kaufen wollen, fragen Sie mittels Pendel einfach: "Welcher davon ist für mich in nächster Zeit der wichtigste Stein?" Schauen Sie dabei nach der Intensität des Ausschlages. Ideal wäre es natürlich, über einem umfassenden Sortiment aller wichtigen Heilsteine zu pendeln und dann die geeignetste Schmuckform für sich selbst auszutesten.

INDEX

Anmerkung über den Autor

Sämtliche Tantiemen aus dem Verkauf dieses Buches sowie die in seinem Edelstein- und Mineralhandel erzielten Einnahmen setzt Wolfgang Hahl ausschließlich dazu ein, die in seinem Foto-Bildband "Die Erdenhüter-Kristalle" beschriebenen Landschafts- und Erdheilungen vornehmen zu können. Neben seiner intensiven Lehrtätigkeit als Seminarleiter für Steinheilkunde, Geistiges Heilen und Erdenhüter-Meditationen führt er persönliche Beratungen und Heilstein-Austestungen für alle Arten individueller Belange und Probleme durch und verfügt über eine einzigartige Auswahl seltener Schmuck- und Heilsteine, die er in über zehn Jahren Tätigkeit aus der ganzen Welt zusammengetragen hat. Bei Interesse an einer persönlichen Beratung, Austestung oder Verkauf sowie an seinen Seminaren wenden Sie sich bitte direkt an Wolfgang Hahl unter der Anschrift:

Wolfgang Hahl
Vogelhof 2
89584 Ehingen-Erbstetten

Negative Energien wirkungsvoll abwehren

Schutzsteine
Negative Energien wirkungsvoll abwehren
Wolfgang Hahl (ISBN 978-3-89427-616-4)
Taschenbuch, 144 Seiten

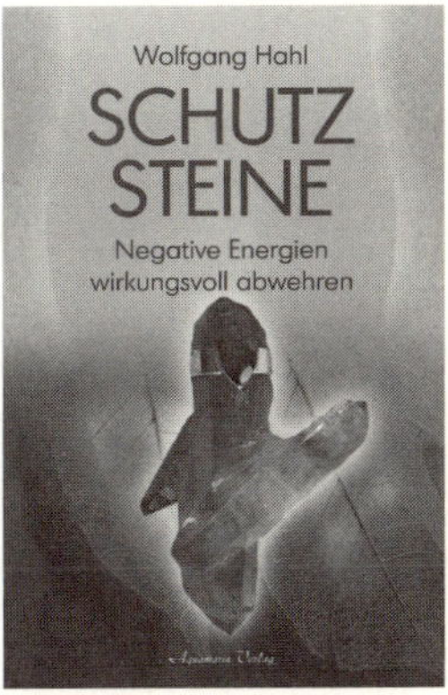

Wolfgang Hahl, der Begründer und Leiter des „Erdenhüter-Kristall-Steinkreises“, ist ein ausgewiesener Experte auf dem Gebiet der Edelsteine und Kristalle. Seit mehr als einem Vierteljahrhundert arbeitet und forscht er über ihre wundervollen Wirkungen und heilenden Kräfte. Immer wieder kamen und kommen Menschen zu ihm, um einen Stein zu erwerben, der sie vor negativen Einflüssen schützen soll. Nicht jeder Stein ist jedoch ein Schutzstein; und nicht jeder Schutzstein ist für jeden Menschen in der gleichen Weise geeignet. Wolfgang Hahl beschreibt in diesem „Edelstein-Ratgeber“ die wichtigsten Schutzsteine, ihre Funktion und Wirkweise und ihre optimale Anwendung. Damit kann auch der Laie mühelos die für ihn passenden Steine herausfinden und auf zielgerichtete Weise zum Schutz vor allen Arten negativer Kräfte einsetzen. Ein ideales Hilfsmittel, um die Kraft der Edelsteine zu erkennen und zum eigenen Schutz sinnvoll zu nutzen!

Wolfgang Hahl
Die Erdenhüter-Kristalle
(978-3-89427-155-8)

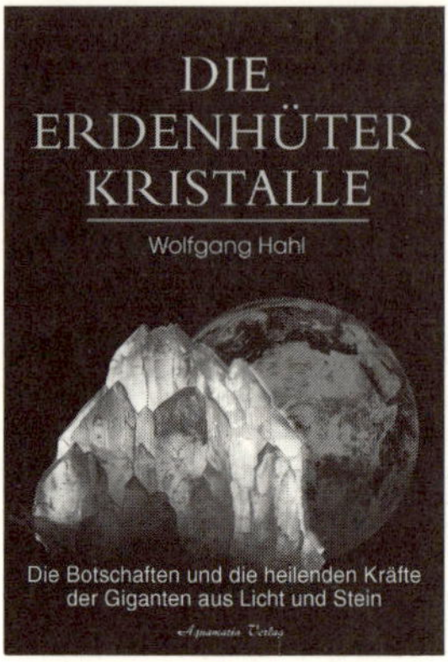

Ein bahnbrechendes Buch über Edelsteine und Kristalle! Erstmals wird in diesem Meisterwerk die einzigartige Rolle der „Erdenhüter-Kristalle“ aufgezeigt, jener gewaltigen, teilweise mehrere Meter hohen Riesenkristalle, die als Wächter im Reich der Edelsteine und Kristalle wirken. Damit wird eine neue Dimension im Wissen über Edelsteine und Kristalle erschlossen. Es zeigt sich, welche machtvolle Intelligenz im Mineralreich wirkt und welche enge Verbindung zwischen der Welt der Menschen und dem Reich der Edelsteine und Kristalle besteht. Ein vierfarbiger Prachtband mit Photos von „Erdenhüter-Kristallen“, die in dieser Schönheit und Größe noch nie veröffentlicht wurden.

Wolfgang Hahl
Die Steinkreise der Erdenhüter-Kristalle
(978-3-89427-510-5)

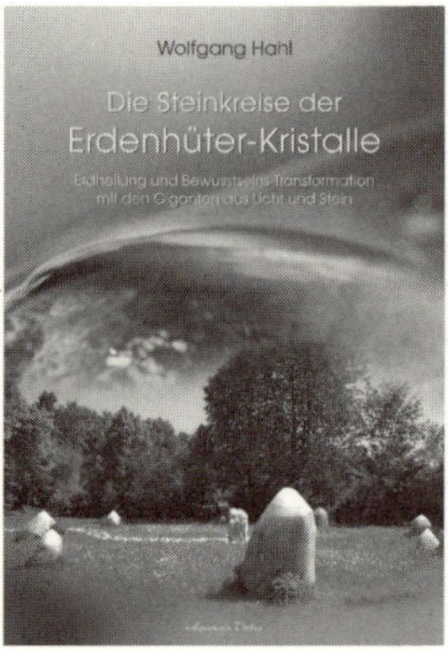

Die abenteuerliche Geschichte der Errichtung des ersten Erdenhüter-Kristall-Steinkreises in Europa!
Auf wundersamen Wegen finden die größten und machtvollsten Riesenkristalle ihren Weg zu Wolfgang Hahl. Er schenkt ihnen eine neue Heimat, tief innerlich überzeugt, dass sie irgendwann ihrer wahren Bestimmung zugeführt werden. Und eines Tages ist der Moment gekommen! Dieser einzigartige Bildband schildert die wundersame Entstehung des großen „Erdenhüter-Steinkreises“ auf der Schwäbischen Alp und die einzigartigen Geschehnisse, die damit verbunden waren. Seit die großen Erdenhüter-Kristalle ihre ihnen zugedachte Bestimmung gefunden haben, entfalten sie ihre volle Wirkkraft. So ist dieses Buch zugleich ein Zeugnis von geistiger Führung und von der heilenden und transformierenden Kraft der einzigartigen Lichtwesen aus dem Reich der Kristalle.